FACULTÉ DE MÉDECINE ET DE PHARMACIE DE BORDEAUX

ANNÉE 1897-1898 N° 21

DES IMPULSIONS

et en particulier des Obsessions impulsives

(ÉTUDE HISTORIQUE)

THÈSE POUR LE DOCTORAT EN MÉDECINE

présentée et soutenue publiquement le 3 Décembre 1897

PAR

Jules LE GROIGNEC

Né à Lorient (Morbihan), le 3 avril 1874.

Élève du Service de Santé de la Marine

Examinateurs de la Thèse :	MM. MORACHE	professeur....	*Président.*
	PITRES	professeur....	*Juges.*
	SABRAZÈS	agrégé.......	
	RÉGIS	chargé de cours	

Le Candidat répondra aux questions qui lui seront faites sur les diverses parties de l'Enseignement médical.

BORDEAUX

IMPRIMERIE DU MIDI — PAUL CASSIGNOL

91 — RUE PORTE-DIJEAUX — 91

1897

Faculté de Médecine et de Pharmacie de Bordeaux

M. PITRES........................ Doyen.

PROFESSEURS

MM. MICÉ................. }
AZAM................. } Professeurs honoraires.
DUPUY................ }

	MM.
Clinique interne.....	PICOT. PITRES.
Clinique externe.....	DEMONS. LANELONGUE.
Pathologie interne...	N.
Pathologie et thérapeutique générales.	VERGELY.
Thérapeutique.......	ARNOZAN.
Médecine opératoire.	MASSE.
Clinique d'accouchements...........	MOUSSOUS.
Anatomie pathologique.............	COYNE.
Anatomie..........	BOUCHARD.
Anatomie générale et histologie.........	VIAULT.

	MM.
Physiologie........	JOLYET.
Hygiène...........	LAYET.
Médecine légale.....	MORACHE.
Physique..........	BERGONIÉ.
Chimie............	BLAREZ.
Histoire naturelle...	GUILLAUD.
Pharmacie.........	FIGUIER.
Matière médicale....	DE NABIAS.
Médecine expérimentale..............	FERRÉ.
Clinique ophtalmologique............	BADAL.
Clinique des maladies chirurgicales des enfants............	PIÉCHAUD.
Clinique gynécologique	BOURSIER.

AGRÉGÉS EN EXERCICE :

SECTION DE MÉDECINE *(Pathologie interne et Médecine légale.)*

MM. MESNARD.
CASSAET.
AUCHÉ.

MM. SABRAZÈS.
LE DANTEC.

SECTION DE CHIRURGIE ET ACCOUCHEMENTS

Pathologie externe	MM. VILLAR. BINAUD. BRAQUEHAYE
Accouchements...	MM. RIVIÈRE. CHAMBRELENT

SECTION DES SCIENCES ANATOMIQUES ET PHYSIOLOGIQUES

Anatomie.......	MM. PRINCETEAU CANNIEU.
Physiologie..........	MM. PACHON.
Histoire naturelle.....	BEILLE.

SECTION DES SCIENCES PHYSIQUES

Physique...........	MM. SIGALAS.
Chimie et Toxicologie	DENIGÈS.
Pharmacie..........	M. BARTHE.

COURS COMPLÉMENTAIRES :

Clinique interne des enfants..............................	MM. MOUSSOUS.
Clinique des maladies cutanées et syphilitiques..............	DUBREUILH.
Clinique des maladies des voies urinaires....................	POUSSON.
Maladies du larynx, des oreilles et du nez..................	MOURE.
Maladies mentales..	RÉGIS.
Pathologie externe...	DENUCÉ.
Accouchements..	RIVIÈRE.
Chimie...	DENIGÈS

Le Secrétaire de la Faculté : LEMAIRE.

Par délibération du 5 août 1879, la Faculté a arrêté que les opinions émises dans les Thèses qui lui sont présentées doivent être considérées comme propres à leurs auteurs, et qu'elle n'entend leur donner ni approbation ni improbation.

FACULTÉ DE MÉDECINE ET DE PHARMACIE DE BORDEAUX

ANNÉE 1897-1898 N° 21

DES IMPULSIONS

et en particulier des Obsessions impulsives

(ÉTUDE HISTORIQUE)

THÈSE POUR LE DOCTORAT EN MÉDECINE

présentée et soutenue publiquement le 3 Décembre 1897

PAR

Jules LE GROIGNEC

Né à Lorient (Morbihan), le 3 avril 1874.

Élève du Service de Santé de la Marine

Examinateurs de la Thèse :			
	MM. MORACHE	professeur....	*Président.*
	PITRES	professeur....	*Juges.*
	SABRAZÈS	agrégé.......	
	RÉGIS	chargé de cours	

Le Candidat répondra aux questions qui lui seront faites sur les diverses parties de l'Enseignement médical.

BORDEAUX

IMPRIMERIE DU MIDI — PAUL CASSIGNOL

91 — RUE PORTE-DIJEAUX — 91

1897

A MON PÈRE

A MA MÈRE

A MA SŒUR

Témoignage de vive affection.

A MONSIEUR W. JENKYNS JONES

PASTEUR

Témoignage de reconnaissance et de vénération.

AU DOCTEUR FRANÇOIS PÉLOFI

MÉDECIN DE LA MARINE

Souvenir de notre parfaite amitié.

A MONSIEUR LE DOCTEUR E. RÉGIS

CHARGÉ DU COURS DES MALADIES MENTALES A LA FACULTÉ DE MÉDECINE

DE BORDEAUX

OFFICIER D'ACADÉMIE

A mon Président de Thèse

MONSIEUR LE DOCTEUR MORACHE

PROFESSEUR DE MÉDECINE LÉGALE A LA FACULTÉ DE MÉDECINE

DE BORDEAUX

COMMANDEUR DE LA LÉGION D'HONNEUR

INTRODUCTION

Obsédés et impulsifs ont été longtemps confondus dans le groupe des monomanies, qui, sous toutes leurs formes : manie homicide, manie suicide, pyromanie, kleptomanie, etc., furent considérées comme autant d'entités morbides.

L'observation et l'analyse des faits ne tardèrent pas à démontrer que loin de constituer des entités, les monomanies n'étaient que les manifestations symptomatiques d'états morbides très divers.

Peu à peu, de l'ancien groupe des monomanies instinctives ou idiopathiques, se détachèrent, avec leurs caractères différentiels, les monomanies symptomatiques. C'est ainsi que l'obsession impulsive se sépara des autres impulsions, et, par une sorte d'élimination, prit rang à part dans le cadre nosologique. L'existence d'impulsions conscientes, irrésistibles contre lesquelles la volonté lutte avec angoisse et succombe parfois, fut, en effet, longtemps méconnue, contestée et même combattue avec violence : « Il n'y a point dans la pathologie mentale, dit Foville, de question qui soit plus controversable ni qui ait été l'objet d'un plus grand nombre de discussions. »

L'intérêt du sujet tient à son importance sociale, et les questions morales, psychologiques et médico-légales qu'il soulève ont passionné philosophes, magistrats et médecins.

Dans un premier chapitre nous esquisserons cette évolution.

Comme conclusion à cet historique, il nous a semblé logique d'exposer les caractères des impulsions dans les principales formes morbides : paralysie générale, épilepsie, etc...

Enfin, nous avons consacré notre dernier chapitre à l'étude des obsessions impulsives, et en particulier de l'obsession homicide.

CHAPITRE PREMIER

Historique

Pinel créa l'expression de « manie sans délire » pour désigner un état, alors appelé dans les hôpitaux « folie raisonnante » et caractérisé par des « impulsions aveugles à des actes de violence ou même de fureur, sans qu'on puisse assigner aucune idée dominante, aucune illusion de l'imagination qui soit la cause déterminante de ce funeste penchant » sans « nulle altération de l'entendement, la perception, le jugement, la mémoire, etc... (1) ».

Il considère cet état comme dû à une lésion des facultés affectives.

Avant lui, Michel Ettmüller (1736) avait distingué une forme spéciale de mélancolie (*Melancholia sine delirio*) dans laquelle il fait rentrer plusieurs cas d'obsession du meurtre, rapportés par Plater (1614 [2]).

Dubuisson (1812) nous semble le premier qui nota la conscience et l'angoisse de certains impulsifs. « Ces malheureux, dit-il, connaissent toute l'horreur de leur état, ils en condamnent les dangereux effets et ne peuvent cependant résister à la violence de leur impulsion (3) ».

Fodéré (1817) préfère l'expression de « fureur maniaque » pour désigner cette « perversion temporaire dans les fonc-

(1) Pinel, Traité sur la manie, p. 149, An IX.

(2) Ladame, L'obsession du meurtre (Congrès d'Anthrop. criminelle, Brux., 1892).

(3) J. Dubuisson, Dissertation sur la manie (1812).

tions affectives, véritable rage périodique, manie lupine des Anciens [1] ». Il la regarde comme l'effet d'une nature brute, combattue, mais non suffisamment asservie par l'exercice des devoirs de la religion et de la morale.

Esquirol (1818) développa les idées de ses prédécesseurs : généralisant, il admit que les trois facultés : « Intelligence, Sensibilité, Volonté » indépendantes, pouvaient être lésées isolément. Il désigne tous les délires partiels par la dénomination de monomanies. Il en distingue trois espèces, correspondant chacune à une faculté [2].

1° Monomanie intellectuelle ou désordre limité de l'intelligence ;

2° Monomanie affective ou perversion des affections et du caractère ;

3° Monomanie instinctive. La volonté est lésée, le malade hors des voies naturelles est entraîné à des actes que la raison ou le sentiment ne déterminent pas, que la conscience réprouve, que la volonté n'a plus de force à réprimer ; les actions sont involontaires, instinctives, irrésistibles.

Parlant des maniaques de cette dernière catégorie, il dit : » Ces infortunés ont conscience de leur état, ils déplorent leur situation, ils avertissent de se garer de leur fureur ou de les mettre hors d'état de nuire [3] ».

C'est ainsi que la « manie sans délire » devient une variété de la monomanie d'Esquirol.

Esquirol n'était pas cependant, en 1818, très ferme, très absolu dans ses opinions ; il ajoute que « presque tous les faits de manie sans délire appartiennent à la manie ou à la lypémanie. Ces déterminations automatiques semblent être indépendantes de la volonté ; cependant, dit-il, elles tiennent le plus souvent à des motifs dont l'aliéné et ceux qui l'observent peuvent, jusqu'à un certain point, se rendre compte.

(1) Fodéré, Traité du délire (1817).

(2) Esquirol, Traité des maladies mentales (T. II, p. 2, 1827).

(3) Esquirol, *loc. cit.*, p. 94.

De nouveaux faits, de nouvelles observations, le firent revenir sur sa première manière de voir.

En 1827, il admet, en dehors des aliénés trompés par le délire, les hallucinations, les illusions ; des idiots qui tuent par imitation ; d'autres monomaniaques qui tuent par impulsion instinctive. Il met en relief d'une façon saisissante l'angoisse de certains états. « Quelquefois, dit-il, les monomaniaques sont agités par une lutte intérieure entre l'impulsion au meurtre et les motifs qui les en éloignent. La violence de cette lutte est composée en raison de la force de l'impulsion et du degré d'intelligence et de sensibilité. Chez quelques-uns, l'impulsion est plus énergique, et il s'établit une lutte intérieure qui trouble, agite le malade et le jette dans des angoisses affreuses. Chez un petit nombre, l'impulsion est si violente, si instantanée, qu'il n'y a point de lutte et que l'action suit immédiatement (1) ».

Telles sont les premières assises de cette grande question des monomanies. La majorité des aliénistes de l'époque se rallièrent à la nouvelle doctrine ; Broussais, qui trouvait la doctrine en harmonie avec ses opinions phrénologiques, l'adopta, et enfin Georget, Calmeil, Aubanel, Marc, développèrent les idées de leur maître et les portèrent sur le terrain médico-légal.

La question des monomanies ne devait pas, en effet, rester purement théorique, elle devait bientôt avoir ses applications judiciaires. « Avant Pinel et Esquirol, la folie pour le monde, pour les magistrats et pour beaucoup de médecins se résumait en deux types, les furieux et les grotesques. Tous ceux qui déliraient sur un point et paraissaient raisonner sur d'autres étaient invariablement envoyés à la mort (2) ». Aussi, dit Delasiauve, une sensation immense fut produite dans la magistrature et le monde par la désignation d'Es-

(1) Esquirol, *loc. cit.*, t. II, p. 104.

(2) A. Brierre de Boismont, De l'état des facultés dans les délires partiels ou monomanie (*Ann. méd. psych.* 1853).

quirol (1). Plusieurs causes célèbres (H. Cornier, Jobard, Papavoine) furent l'objet de rapports, de consultations médico-légales et même de travaux particuliers (2).

Les avocats se servirent à tout propos de la nouvelle doctrine pour sauver leurs clients ; l'aliénation mentale fut alléguée comme un moyen de défense dans les affaires criminelles. Léger, Felatman, Lecouffle, Jean-Pierre et Papavoine (3).

On accusa les médecins de complaisance, on leur reprocha de vouloir trouver partout des fous, et de chercher, par leurs théories, à excuser le crime. Le discrédit ne tarda pas à couvrir la doctrine des monomanies.

Beaucoup de magistrats furent ouvertement hostiles à la nouvelle doctrine. Un célèbre jurisconsulte, Dupin, écrivait : « La monomanie est une ressource moderne, elle serait trop commode tantôt pour arracher le coupable à la juste sévérité des lois, tantôt pour priver arbitrairement un citoyen de la liberté. Quand on ne pourrait pas dire : « Il est coupable », on dirait : « Il est fou », et bientôt on verrait Charenton remplacer la Bastille. »

En 1866 même, Morel raconte le fait d'un président de cour d'assises prévenant le jury contre la théorie de la monomanie du vol et ajoutant : « Si le médecin vous dit que l'inculpé a la monomanie du vol, ayez la monomanie de le condamner ». On contesta même aux médecins leur compétence dans les affaires d'aliénation. Reprenant l'idée de Kant, déjà combattue par Metzger et Hoffbaüer, Dupin prétendait que les médecins « sont moins aptes que les Facultés de philosophie de juger l'aliénation mentale, parce qu'ils sont imbus des principes de l'Ecole. »

Un jeune avocat, Elias Regnault (4), soutint après le Dr Ur-

(1) Delasiauve, De la monomanie au point de vue psychologique et légal (*Ann. méd. psych.*, 1853).

(2) Parrot (H.), Sur la monomanie homicide (thèse Paris, 1833).

(3) Georget, Examen médical des procès criminels.

(4) Compétence des médecins dans les questions judiciaires relatives aux aliénations mentales.

bain Coste que le bon sens suffisait pour juger si un homme est fou ou non. « Dans la monomanie homicide, disait-il, ce n'est que la volonté de tuer qui l'emporte sur la volonté d'obéir aux lois. Lorsqu'il y a conscience, il y a liberté, la liberté exclut la folie ». Un magistrat ajoutait : « Si la monomanie est une maladie, il faut, lorsqu'elle porte à des crimes capitaux, la soigner en place de Grève. »

Toutes ces attaques ne restèrent pas sans réponse, Georget, Leuret, Marc [1] défendirent avec ardeur et talent, et leur doctrine et leur compétence, reprochant à leurs adversaires de n'avoir jamais vu un aliéné, et de parler de choses qu'ils ne connaissaient pas. De nombreux magistrats prirent part à ces discussions, avec d'autant plus de facilité et de compétence apparente que les débats se plaçaient sur le terrain psychologique.

Ces attaques étaient en partie justifiées par le désaccord absolu qui régnait entre les aliénistes de cette époque ; les uns admettant, les autres rejetant l'existence de folies partielles. Aussi, les médecins s'efforcèrent-ils de s'entendre et de préciser leurs doctrines. « Si, limitée à la sphère médicale, cette divergence est fâcheuse, dit Delasiauve; la question est plus grave encore lorsqu'on la place sur le terrain judiciaire [2].

Les idées de Pinel, d'Esquirol et leurs élèves furent d'abord acceptées presque universellement. Cependant il ne tarda pas à se produire une réaction.

Déjà Falret père, dans sa thèse inaugurale (1819), avait mis en doute l'existence d'une perversion affective sans lésion de l'entendement : « Soit que j'examine, dit-il, les caractères généraux que Pinel assigne à la manie sans délire, soit que je pèse les diverses circonstances des faits rapportés à l'appui de cette opinion, je demeure convaincu qu'une lésion de l'en-

(1) Traité de la folie considérée dans ses rapports avec les questions médico-légales, 1840.

(2) Delasiauve, *loc. cit.*

tendement coïncide dans tous les cas avec une perversion des facultés affectives. »

Il ne cessera dès lors de développer dans ses cours publics la doctrine de la solidarité des facultés : « Toutes les facultés, dit-il, participent à des degrés divers au désordre de l'entendement ». Adversaire déclaré et convaincu des monomanies, il porte le défi, en pleine Académie, de lui en montrer un seul cas et reproche aux partisans de cette doctrine d'ignorer le fond maladif toujours préexistant sur lequel se développent et se perpétuent les idées prédominantes.

Morel reprit l'opinion de Falret et la soutint avec talent. Il ne limite pas ses attaques aux folies instinctives, il prend corps à corps toute la doctrine des monomanies. « Au point de vue psychologique, dit-il, l'indépendance absolue des idées n'est pas possible, les notions ne peuvent vivre isolées au sein de l'âme ». Il pense que l'existence de la monomanie ne peut être compatible avec le progrès des sciences médico-psychologiques et médico-légales. Il ne la fait point figurer dans sa classification des maladies mentales, et soutint que ces actes qu'on avait trop isolés du phénomène principal n'en étaient que les conséquences. « Les actes homicides peuvent être rapportés à un *élément maladif* ou à un motif qui s'appuie sur un délire prédominant.

» La théorie de la manie homicide, dit-il, n'avait pas besoin de s'étayer sur le fait d'un instinct aveugle, sur quelque chose d'indéfinissable qui porte à tuer. »

Bariod, son élève, développe les idées de son maître et s'efforce, par une analyse critique des observations publiées jusqu'alors, de montrer qu'il n'existe pas une seule observation concluante en faveur de la monomanie, « que ces actes malfaisants ne sont pas le résultat de l'excitation morbide d'un penchant au milieu d'une intelligence saine, et n'ont qu'une importance secondaire dans la symptomatologie de la folie. Il divise ces actes malfaisants en trois catégories :

1° Ceux qui sont le résultat de conceptions délirantes (délire de persécution, par exemple);

2° Ceux qui se produisent au milieu d'un trouble général (manie);

3° Ceux qui coïncident avec une débilité intellectuelle congénitale ou acquise (idiotie, démence).

L'état mental au milieu duquel ils se manifestent devant surtout faire l'objet des recherches de l'observateur. Quant aux observations qu'il ne peut ranger dans aucune catégorie, il les envisage comme incomplètes, ou comme douteuses [1].

L'obsession impulsive est alors complètement méconnue par les auteurs. D'autres aliénistes, bien que faisant des restrictions, sont moins affirmatifs.

Foville admet des monomanies dans sa classification, il fait remarquer « que toutes ces formes peuvent bien n'être qu'une seule et même maladie »; il ajoute qu'il n'a vu que deux monomaniaques méritant rigoureusement ce nom, et encore ces deux malades éprouvaient par intervalle un délire plus ou moins étendu. La monomanie pure est pour lui un mythe.

Brierre de Boismond, dès 1829, avait aussi émis quelques doutes sur l'indépendance de l'esprit quand une de ses facultés est entamée. « Est-il possible, dit-il, de circonscrire le cercle d'action dans lequel une idée dominante doit exercer ou a réellement exercé son influence. »

Vingt ans après (1849) il dit encore : « Le délire des monomanies n'est presque jamais aussi circonscrit qu'on l'a prétendu ». Il admet cependant l'existence des monomanies. « La vraie monomanie, dit-il, est très rare », et il cite l'observation d'un véritable obsédé : « Un ancien fonctionnaire, très instruit, croit qu'il a commis une action indélicate et qu'il est perdu. Cette idée le désespère, il a déclaré qu'il se détruirait. »

Nous avons vu que ce désaccord et ces divergences d'opinion donnaient une apparence de justification aux attaques

(1) Bartod, Etude sur les monomanies instinctives (th. Paris, 1852).

dont les aliénistes étaient l'objet. M. Troplong, premier président de la Cour de cassation, croyait pouvoir affirmer que « la médecine légale n'avait ajouté aucun progrès aux doctrines reçues et ne devait en rien les modifier. »

Aussi le besoin de se mettre d'accord et d'élucider définitivement la question des monomanies suscita en 1853 et en 1854 de nombreux travaux. Deux mémoires : l'un de Delasiauve « De la monomanie au point de vue psychologique et légal », l'autre, de Baillarger « Essai sur une classification des différents genres de folie » furent l'occasion de discussions très importantes au sein de la Société médico-psychologique.

Adversaires et partisans des monomanies exposèrent leurs doctrines et leurs arguments. Dans toutes ces discussions, bien des exemples d'obsessions impulsives sont signalés, mais sont confondus avec les impulsions d'autres états morbides. L'obsession est totalement méconnue.

Il s'agit de l'existence ou de la non existence des monomanies. La discussion s'égara sur le terrain psychologique et métaphysique, traitant la solidarité des facultés ou leur indépendance, voire même des rapports de l'âme et du corps. Cette discussion fut stérile et la question n'avança pas d'un pas, et chaque adversaire resta dans son opinion. Aussi plusieurs auteurs allemands, Damerow et Jessen gourmandèrent-ils ce qu'ils appelaient la logomachie française.

Dans cette lutte entre partisans et adversaires de la monomanie jaillit cependant peu à peu la lumière. Les faits sont analysés, les observations discutées, les conclusions critiquées. Les disciples de Pinel et d'Esquirol admettaient l'indépendance des facultés et soutenaient qu'elles pouvaient être lésées isolément. « On considérait que les monomanies résultent de lésions fonctionnelles des facultés que Gall et Spurzheim qualifient de fondamentales. Tantôt c'est le penchant de l'amour physique, de l'amour filial, de la destruction, du courage qui semblaient être simultanément ou isolément affectés ». Il y aurait ainsi des organes encéphaliques qui, dans certains cas, porteraient au vol ou au meurtre.

Méconnaissant l'évolution et la symptomatologie de certains états morbides tels que la paralysie générale, l'épilepsie, etc..., ils les considèrent comme des troubles secondaires ou consécutifs à l'idée fixe, délirante. D'un autre côté, dans l'impossibilité d'englober dans une même classe les impulsions avec leurs caractères variés, ils s'efforcent de perfectionner le détail et distinguent les impulsions conscientes et non consciente, consécutives à une idée délirante, à une illusion, à une hallucination. Le caractère obsédant de certaines impulsions est alors signalé. « Parfois, dit le Dr Pinel neveu (1836), le monomaniaque ne succombe qu'après des luttes nombreuses et incessantes, la raison a pu se défendre pendant un certain temps. Qui pourrait dépeindre les angoisses cruelles, la profonde et noire mélancolie du monomaniaque. »

Les adversaires des monomanies, au contraire, prenant pour base psychologique la solidarité des facultés, se refusent à admettre l'existence d'impulsions, de déterminations, d'idées fixes se maintenant isolées au milieu d'une intelligence saine. Considérant toutes les impulsions comme symptomatiques, ils s'efforcent de faire rentrer tous les faits, toutes les observations dans le cadre des maladies mentales alors connues. Morel range les unes dans la manie systématisée, les autres dans la folie des actes, les autres dans la folie héréditaire. Les impulsions épileptiques, les impulsions de la paralysie générale sont étudiées. Le groupe des monomanies ainsi morcelé vit de plus en plus se restreindre son domaine. Il vécut quelque temps, subissant des alternatives variées de fortune, changeant de nom, de définition, d'acception avec les auteurs.

En 1866, D. Falret pouvait dire : « Tous les médecins nous semblent d'accord aujourd'hui pour reconnaître que la folie raisonnante ne peut être considérée ni comme une espèce, ni comme une variété spéciale de maladie mentale. »

Ici s'arrête la première période de l'histoire des impulsions. La doctrine des monomanies a vécu ; en vain quelques aliénistes éminents comme Pinel, Baillarger (monomanie avec conscience); Delasiauve (pseudo-manie) s'efforcent-ils de défendre en les modifiant les idées de Pinel et d'Esquirol. La conception symptomatologique des impulsions est adoptée par la plupart des médecins de l'époque.

La même évolution s'accomplissait en Allemagne. La réalité d'une folie sans délire fut d'abord admise par les médecins aliénistes, tels que Reil, Heinroth, Hauffbaüer, etc.

Henke (1822) commença à réagir contre la doctrine régnante. La lutte fut vive ; mais l'opinion de Henke devint à son tour dominante.

Le professeur Griesinger en 1866 proclame qu'il n'y a pas de folie sans lésion de l'entendement.

Cependant « les faits d'obsessions et d'impulsions homicides que Bariod avait jetés par-dessus bord, et qui étaient tombés pendant un temps dans l'oubli, avec l'écroulement de monomanies, n'en existaient pas moins, et l'observation clinique devait tôt ou tard les mettre en relief (1).

Jules Falret et Morel furent les premiers qui tracèrent la voie véritablement scientifique.

J. Falret (2) combattant les critériums théoriques des philosophes, des magistrats qui opposent la raison comme un être abstrait à la folie, maladie unique ayant des caractères généraux, pour les distinguer l'une de l'autre, invite à abandonner le terrain psychologique : « Le médecin, dit-il, doit chercher son critérium pour le diagnostic de la folie dans la pathologie et non dans la psychologie. Il définit une maladie mentale : « Un état pathologique constitué par des symptômes psychiques et par une marche déterminée dans l'ordre de succession de ces symptômes ». Appliquant cette définition, il distingue dans la folie raisonnante 9 catégories :

1° Exaltation maniaque, caractérisée par la surexcitation générale des facultés ; il la considère comme un stade de la folie à double forme (folie circulaire);

(1) Ladame, Congrès de Bruxelles.

(2) Discussion sur la folie raisonnante (*Ann. méd. psychol.*, 1886).

2° Période prodromique de la paralysie générale ;

3° Folie hystérique ;

4° Hypocondrie morale avec conscience de son état. Il signale dans cette catégorie : des phobies, « des impulsions involontaires au suicide, à l'homicide, à commettre des actes violents ; les impulsions, dit-il, se produisent surtout chez eux, au moment où ils les redoutent le plus » ;

5° Aliénation mentale avec prédominance dans la crainte du contact des objets extérieurs (délire du toucher) ;

6° Le délire de persécution ;

7° Exaltation maniaque simple, non suivie d'une période mélancolique ;

8° Folie héréditaire de Morel ;

9° Manies instinctives, accès très courts, folie transitoire.

Morel, à la même époque, indique la méthode à adopter dans l'étude et le diagnostic des maladies mentales. Il appelle l'attention sur le « caractère différentiel des actes propres aux aliénés, selon la différence de lésion cérébrale ou de la maladie dont ceux-ci sont affectés. »

Le principe des relations intimes qui existent entre les caractères des actes des aliénés et la cause génératrice doit faire le fond de toute expertise médico-légale.

Il tire cette conclusion : « étant signalé un acte justiciable des tribunaux avec des détails précis sur la manière dont cet acte a été perpétré, il est, le plus ordinairement, facile à un médecin expert de remonter à l'origine pathologique de cet acte et de le distinguer d'un acte libre et responsable. »

Il indique alors les caractères propres au vol dans la paralysie générale, dans la démence, l'hystérie, l'épilepsie.

Il en est de même, dit-il, pour les actes homicides, suicides, incendiaires, immoraux. La nature de l'acte suffit le plus ordinairement pour amener le médecin enfin à la connaissance de la nature de la maladie.

La netteté du diagnostic implique celle du pronostic.

La même année, Morel décrit le délire émotif (MOREL, « Du délire émotif, névrose du système nerveux ganglionnaire »,

(*Arch. gén. de méd.*, 1866), auquel se rattachent les obsessions.

« Ce délire émotif, dit-il, se compose de faits *d'impressionnabilité et d'émotivité* avec prédominance de *certaines idées fixes*, de *certains actes immoraux*, mais sans qu'on puisse arguer dans tous les cas de la compromission forcée, absolue des facultés intellectuelles ». Il en fait une névrose de l'appareil nerveux ganglionnaire.

« Un des caractères pathognomoniques essentiel est la facilité avec laquelle les malades subissent une impression d'un ordre déterminé et y conforment soudainement leur pensée sans que le raisonnement et l'expérience leur viennent en aide pour rectifier des impressions et chasser les terreurs vaines qui les assiègent. »

Comme le remarque Ladame, parmi les causes qui poussent les aliénés au meurtre, Morel ne parle pas de l'obsession pathologique. Cependant il ne semble pas méconnaître ces impulsions; en 1870, traitant encore du délire émotif, il parle des actes anormaux, on ne peut plus ridicules et excentriques, quand toutefois ils ne sont pas dangereux (*Ann. médico-psych.*, 1870).

Nous avons vu que l'obsession impulsive criminelle était méconnue. Même en 1878 le Dr Blanc, dans un travail « Des homicides commis par les aliénés », ne fait pas mention de l'obsession du meurtre. Ne sachant comment interpréter ces faits étranges et à quelle forme morbide les rattacher, on les contestait. Cependant beaucoup d'aliénistes se laissaient convaincre par l'évidence des faits. Dagonet semble avoir eu, l'un des premiers, une idée nette des obsessions. Il est vrai qu'il les range dans la folie instinctive avec d'autres formes d'impulsions, mais en décrit les caractères avec une précision remarquable.

« Les malades, dit-il, dont nous rapportons l'observation, raisonnent justement; ils comprennent leur triste situation, ils en ont conscience; les impulsions qui les dominent leur font horreur, ils en saisissent et l'atrocité et les conséquences ; ils luttent énergiquement contre elles, ils fuient le lieu où elles semblent s'accroître, ils évitent toutes les occasions qui pourraient les faire succomber. Ces individus sont très malheureux, ils consultent les médecins et cherchent par tous les moyens à se débarrasser des suggestions auxquelles ils sont en butte. La persévérance de leurs efforts est elle-même la preuve des sentiments honnêtes qui les animent, des idées saines qu'ils conservent » (*Ann. méd. psych.*, 1870).

Son travail est rempli d'observations des plus intéressantes.

En Allemagne, Westphall (séance de la Société médico-psychologique de Berlin, 5 mars 1877) étudie les mêmes phénomènes sous le nom d'idées obsédantes, il définit l'obsession : « Toute idée qui, l'intelligence étant intacte (et sans qu'il existe un état émotif ou passionnel), apparaît à la conscience et s'y impose contre sa volonté, ne se laisse pas chasser, empêche et traverse le jeu normal des idées, et qui est toujours reconnue par le malade comme anormale, étrangère à son moi. »

Cette définition fut le point de départ de discussions et de travaux importants (Brosius et Welle), et, comme le remarque Ladame, dans aucun de ces travaux il n'est fait mention de l'*obsession homicide*.

Le Dr Sander fut le seul qui mentionna occasionnellement les idées de meurtre parmi un grand nombre d'autres obsessions, chez une femme de vingt ans, atteinte de la folie du doute et du délire du toucher.

Dès lors, de nombreux travaux parurent en France et à l'étranger (Buccola, Meynert, Morselli, Luys, Tamburini) et, au Congrès international de médecine mentale de 1889, Falret traça les caractères généraux des obsessions qui furent acceptés. « Tout le monde reconnait aujourd'hui, dit-il, qu'il existe un assez grand nombre de cas d'aliénation mentale, surtout caractérisés par des idées, des émotions ou des impulsions qui s'imposent à l'esprit d'une manière pathologique ou irrésistible. Elles constituent la base de ce que

Morel a décrit sous le nom de délire émotif, de ce que d'autres ont étudié sous le nom de folie avec conscience, de folie du doute, de délire du toucher, ou de folie instinctive ou impulsive. »

Ses conclusions sont les suivantes :

« 1° Elles sont toutes accompagnées de la conscience de l'état de la maladie.

2° Elles sont toutes héréditaires.

3° Elles sont toutes rémittentes, périodiques et intermittentes.

4° Elles ne restent pas isolées dans l'esprit à l'état monomaniaque, mais elles se propagent à une sphère plus étendue de l'intelligence et du moral et sont toujours accompagnées d'angoisse et d'anxiété, de luttes intérieures, d'hésitation dans la pensée et dans les actes et de symptômes physiques de nature émotive plus ou moins prononcés.

5° Elles ne présentent jamais d'hallucinations.

6° Elles conservent les mêmes caractères psychiques pendant toute la vie des individus qui en sont atteints, malgré des alternatives fréquentes et souvent très prolongées de paroxysme et de rémission, et ne se transforment pas en d'autres espèces de maladie mentale.

7° Elles n'aboutissent jamais à la démence.

8° Dans quelques cas rares elles peuvent se compliquer de délire de persécution ou de délire mélancolique anxieux, à une période avancée de la maladie, tout en conservant leur caractère primitif. »

L'obsession prenait définitivement rang dans le cadre nosologique.

Nous n'entreprendrons pas l'énumération des divers travaux qui parurent depuis sur cette question en France et à l'étranger. On peut en distinguer deux groupes. Les uns qui, avec Morel, font de l'obsession un trouble à base émotive, les autres qui, comme Westphall, en font un trouble à base idéative, et considèrent l'émotion comme un trouble consécutif, toujours secondaire (Pitres et Régis).

L'attention des aliénistes se porta spécialement, comme dans la première partie du siècle, vers l'obsession criminelle : M. Ladame et M. Magnan firent une communication au Congrès d'anthropologie criminelle de Bruxelles (1893) : le premier sur l'obsession du meurtre, le second sur l'obsession criminelle morbide. Ladame conclut qu'il faut distinguer parmi les aliénés homicides ceux qui sont poussés par les obsessions pathologiques. Il divise les obsédés homicides en deux classes :

I. Ceux dont les obsessions restent théoriques et n'aboutissent pas à l'acte homicide.

II. Ceux qui font des tentatives de meurtre ou qui commettent des homicides *à la suite de leurs obsessions impulsives*.

Quant à Magnan il décrit les principales formes d'obsessions criminelles :

1° Obsession et impulsion morbides à l'homicide.

2° Obsession morbide du vol, kleptomanie, kleptophobie.

3° Obsession morbide du feu, pyromanie, pyrophobie.

4° Obsession morbide sexuelle.

Enfin, nous ne nous arrêterons pas à cause de sa récente publication, sur la communication de MM. Pitres et Régis au Congrès de Moscou (1897) « Séméiologie des obsessions et des idées fixes », dernier travail d'ensemble sur la question.

En résumé, nous avons pu constater que l'histoire des impulsions est intimement liée à l'histoire même de la médecine mentale. A mesure que se précisaient les différentes formes d'aliénation mentale, le champ de l'ancien groupe des monomanies se rétrécit.

Les impulsions de la paralysie générale, de l'alcoolisme aigu et chronique, de la folie circulaire (Baillarger, Falret père), du délire de persécution (Lasègue 1852), de l'épilepsie (délire épileptique, épilepsie larvée) furent séparées les unes des autres et nettement différentiées.

Les doctrines de Pinel et d'Esquirol, après avoir servi de guide à trois générations successives préoccupées, comme dit Falret, à en perfectionner le détail sans chercher à ébranler les bases sur lesquelles elles reposaient, furent enfin combattues et abandonnées. Quelques aliénistes cependant continuèrent à admettre l'existence d'impulsions avec conservation des facultés morales et intellectuelles; et les faits d'obsessions impulsives, confondus avec les autres impulsions, survécurent sous les noms de monomanie instinctive, impulsive (Marc), de délire des actes, folie d'actions (Brierre de Boismond), de manie de caractère (Scip. Pinel), de lypémanie raisonneuse (Bellot), de folie lucide (Trélat), pseudo-manies (Delasiauve), de folie avec conscience. etc...

L'obsession fut le dernier terme de cette évolution: par une sorte d'élimination, les faits d'obsessions subsistèrent et constituèrent un groupe qui eut sa place nettement déterminée dans le cadre nosologique.

CHAPITRE II

Des principales formes d'impulsions.

Comme conclusion à cet historique, il nous a paru logique d'esquisser les caractères des impulsions dans les principaux états morbides.

Les impulsions revêtent, ainsi que nous l'avons vu, des caractères particuliers suivant l'état mental au milieu duquel ils se produisent. « L'alcoolique, l'épileptique, le persécuté tuent, mais chacun à sa façon, et l'attentat commis comporte en lui-même un cachet particulier qui le fait reconnaître (1) ».

La conscience ou l'inconscience, le souvenir ou l'amnésie, la soudaineté ou la préméditation, les motifs, les caractères de l'acte, la conduite consécutive à la perpétration permettent souvent, par l'examen des circonstances qui accompagnent l'acte même, de remonter à l'état morbide dont il est la manifestation.

Au point de vue médico-légal, cette question est de la plus grande importance. Combien nombreuses sont encore les erreurs judiciaires ! Combien de malheureux, véritables malades, dignes à tous égards de la sollicitude de la société, en sont les victimes et subissent un châtiment immoral, car il est injuste. De nombreux travaux ont jeté un jour sombre sur ces faits. Le Dr Vingtimer, en 1853, publiait un mémoire *(Des aliénés dans les prisons et devant la justice)* dans lequel il relève 262 aliénés condamnés, 116 signalés comme tels par

(1) Pélegry, De l'homicide chez le persécuté (Th. Paris, 1886).

les médecins, ont été acceptés par la justice; 82 ont été condamnés sans consultation ou malgré l'avis des médecins.

Plus récemment, MM. Magnan et Garnier ont relevé, de 1886 à 1890, 255 condamnés, reconnus aliénés seulement après leur condamnation, soit une moyenne de 50 par an pour le seul département de la Seine.

En 1894, M. Monod fit une enquête dans les asiles pour connaître le nombre d'aliénés internés auxquels une expertise médico-légale eût pu éviter une condamnation, la maladie mentale étant la cause indiscutable de l'acte incriminé. Sur 30.000 aliénés, il relève 271, qui se répartissent ainsi :

Paralysie générale	58	Délire de persécution	10
Démence	20	Manie, excitation maniaque	10
Alcoolisme chronique	4	Lypémanie	12
Imbécillité	8	Épilepsie, hystérie	21
Idiotie	2	Dégénérescence mentale	46
Alcoolisme	7	Délire chronique	2
Débilité mentale	65	Non classés	30

M. Pactet observe dans l'espace de quelques mois, à l'infirmerie du Dépôt, à Paris, 35 cas d'aliénés méconnus et condamnés.

M. Thibaud (Les Aliénés devant la justice, thèse Paris, 1895-96) a relevé de 1891 à 1896 un total de 117 aliénés, entrés à Sainte-Anne sous le coup d'une condamnation. Ces chiffres sont assez éloquents par eux-mêmes et n'ont pas besoin d'être commentés.

Malheureusement, les magistrats sont quelquefois réfractaires aux constatations de la science et se refusent à admettre l'aliénation et l'irresponsabilité de bien des délictueux ou des criminels. Le Mesle (Les Irresponsables devant la loi, thèse Paris, 1895-96) a relevé un certain nombre de ce qu'il appelle « *les erreurs intentionnelles* » de la justice.

Cependant, il faut le reconnaître, beaucoup de magistrats, dès qu'un acte leur paraît bizarre, anormal, et fait soupçonner un désordre mental, n'hésitent pas spontanément à faire appel aux lumières d'hommes compétents. En tout cas, quelle que soit leur vigilance, la perspicacité des magistrats se trouve souvent en défaut. Et la quantité d'aliénés méconnus et condamnés mérite d'appeler l'attention sur la nécessité de l'examen médico-psychique obligatoire des prévenus. Le Mesle évalue à 140 la moyenne annuelle des délits amenant une révision morale du procès.

Il ne s'agit pas ici d'une confusion de pouvoirs, ni de substituer le médecin au magistrat. Chacun d'eux a son rôle bien défini. Le médecin doit se borner à une simple constatation. Il recherche dans quelle forme d'aliénation, à quelle période de l'affection rentrent les actes morbides sur lesquels il est appelé à se prononcer. Il évalue, dans la mesure du possible, le degré de responsabilité. Au magistrat de juger et d'appliquer la loi : « C'est un axiome de droit moderne que, chaque fois que la cause à juger comporte un côté scientifique, la magistrature ne peut se prononcer que d'après l'avis des hommes de science, seuls compétents » (BARBIER, Congrès de médecine mentale, 1889).

1° FOLIES SYMPTOMATIQUES

Etats physiologiques. — Nous passerons rapidement sur les impulsions qui accompagnent les troubles psychiques de certains états physiologiques.

La puberté, la menstruation, la grossesse, l'accouchement, l'allaitement, la ménopause, surtout chez les héréditaires, peuvent faire éclater des troubles mentaux, revêtant différentes formes (manie, lypémanie, etc.) et se traduisant fréquemment par des impulsions morbides au vol, à l'incendie ou au meurtre.

La sénilité se manifeste souvent par des actes portant le cachet de la démence. « Ce sont des vols absurdes et enfantins, comme ceux des paralytiques généraux, mais plus niais encore ; des emportements subits et sans motifs, des tentatives ridicules et irréfléchies de *suicide* ; ce sont surtout des actes libidineux, des exhibitions obscènes faites en public, des tentatives de viol, des actes contre nature, résultant du défaut de conscience et de la perte absolue du sentiment de la pudeur (1) ».

Maladies locales et *Maladies générales*. — Nous n'insisterons pas également sur les impulsions accompagnant les troubles psychiques symptomatiques d'affections locales ou de maladies générales aiguës ou diathésiques. Cela nous entraînerait trop loin et dépasserait les limites de notre travail.

Nous ne nous arrêterons que sur les états morbides qui donnent le plus souvent lieu à des actes délictueux ou criminels nécessitant l'intervention des pouvoirs publics et les expertises médico-légales. L'observation impulsive fera l'objet d'une étude spéciale.

Nous étudierons successivement les impulsions dans :

2° Folies cérébro-spinales : *a*) Paralysie générale.

3° Folies névropathiques : *a*) Epilepsie.

4° Folies toxiques : *a*) Alcoolisme.

5° Folies vésaniques : *a*) Manie ; *b*) Mélancolie ; *c*) Délire systématisé progressif.

6° Folies constitutionnelles : *a*) Idiots, imbéciles ; *b*) Persécutés-persécuteurs ; *c*) Obsédés.

2° Folies cérébro-spinales

Paralysie générale.

La paralysie générale est l'état morbide qui donne lieu à des actes délictueux ou criminels dont l'irresponsabilité est le plus souvent méconnue. MM. Magnan et Garnier évaluent à 40 0/0 la proportion de paralytiques généraux parmi les aliénés condamnés par les tribunaux. Sur les 35 observations de M. Pactet, 28 étaient des paralytiques généraux.

(1) Régis, Manuel pratique de médecine mentale.

M. Thibaud a observé que pour les paralytiques généraux la date de la condamnation précède de six jours à deux mois le moment où la maladie a été reconnue.

Ces malades, en effet, à la période médico-légale de l'affection ne présentent souvent d'autre trouble apparent que les excentricités, les vols, etc., en un mot, les actes délictueux qui nécessitent l'intervention de la justice. Arrêtés, interrogés, leur intelligence, quelquefois exaltée, paraît intacte. « L'hésitation si spéciale de l'articulation verbale, seul signe qui puisse attirer l'attention chez ces malades, passe inaperçue auprès du juge. Qui l'amènera à dépister l'inégalité pupillaire, le tremblement général ? » (GARNIER).

Bien plus, comme le remarque Magnan, on se montre d'autant plus impitoyable qu'ils sont malades. « Leurs aveux c'est du cynisme, leurs réponses niaises de l'habileté, leur manque de mémoire de la comédie et la condamnation devient plus sévère que si le sujet n'était pas aliéné (1) ». A la prison, ils en verront bien d'autres. Agitation, délire, qualifiés d'indiscipline, de rébellion, d'infraction au règlement, nécessitant des moyens de coercition et des surcroits de peine.

Les troubles psychiques sont ordinairement les premiers symptômes qui attirent l'attention (2). Ces troubles sont de deux ordres : 1° Une démence progressive caractérisée par l'affaiblissement de toutes les facultés : intelligence, volonté, sentiment.

Incapable de fixer son attention, le paralytique général offre des lacunes de mémoire, véritables trous à côté de parties saines. Il oublie son nom, son âge, le jour de la semaine où il se trouve. Mais ce qui frappe le plus son entourage, c'est l'oubli des convenances sociales. Propos orduriers, actes obscènes, indélicatesses de toutes sortes ; il triche, il vole, spécule, commet des faux, des abus de confiance. Ce qui

(1) MAGNAN, *loc cit.*

(2) Dr ARNAUD, Diagnostic de la paralysie générale : Congrès des médecins aliénistes et neurol. (Toulouse, 1897).

donne un cachet spécial à ces actes et permet de soupçonner l'affection, c'est leur caractère d'absurdité. Ces malades agissent d'une manière opposée à celle dont agirait une personne saine d'esprit. Les différents territoires cérébraux semblent isolés les uns des autres et avoir perdu leurs connexions normales. Il existe un complet désaccord entre les sentiments, les idées et les actes.

Etats délirants. — Sur ce fond démentiel se développent des délires. Leur caractéristique est *l'absurdité*, la *mobilité*, la *contradiction*, *l'incohérence*. Parfois, au début, ils présentent une systématisation toujours vague et flottante. Ces délires revêtent deux formes, l'une expansive, l'autre dépressive.

Le *délire expansif* se traduit par un optimisme exagéré allant jusqu'à la mégalomonomanie. Les actes sont alors la conséquence du délire. Le paralytique se croit fort, intelligent, riche, puissant. Il mène grande vie; il fait de nombreux achats ; dans un seul jour, il dépense les économies de tout une existence. Il se livre également sans retenue à ses instincts : excès alcooliques, actes obscènes, outrages publics à la pudeur, attentats aux mœurs. Rarement il attente à la vie de son prochain. Cependant, il a souvent de véritables accès maniaques au cours desquels il peut se livrer à toutes les violences.

Le *délire triste* est la contre-partie de la forme précédente. Il a des idées vagues de persécution; il est fréquemment porté au suicide, qu'il accomplit d'une manière absurde. L'un d'eux, voulant s'asphyxier par le charbon, allume le réchaud, ouvre la fenêtre parce que la fumée le faisait tousser. En résumé, les actes des paralytiques généraux revêtent un tel caractère d'insanité qu'il serait possible dans la grande majorité des cas d'éviter ces erreurs regrettables de la justice.

3° Folies névropathiques

Impulsions épileptiques.

Les impulsions irrésistibles se montrent dans toutes les formes d'épilepsie : *a)* épilepsie convulsive, *b)* épilepsie partielle, *c)* épilepsie larvée.

Elles peuvent précéder, accompagner, remplacer ou suivre les convulsions, le simple vertige ou l'absence. Dans l'épilepsie larvée elles sont souvent la seule manifestation du *morbus sacer*.

Phénomènes prémonitoires. — L'attaque d'épilepsie, quelle que soit sa forme, est le plus souvent précédée de phénomènes prémonitoires de deux ordres. 1° Un trouble mental prodromique; 2° une aura qui peut être psychique, motrice, sensitive ou sensorielle.

1° L'épileptique et son entourage sont souvent avertis de l'approche d'une attaque par le changement d'humeur, de caractère qui la précède. Tantôt le malade devient gai, expansif, toutes ses facultés semblent surexcitées. Cette forme est rare. Le plus souvent, il est triste, déprimé. Irascible et violent, la moindre contrariété, le moindre incident suffisent à provoquer une explosion de violence. Souvent même, ses emportements ne sont pas motivés. Le malade peut être conscient et se rendre compte, dans une certaine mesure, de ses actes. Dans ce cas, il dirige ordinairement sa violence sur des personnes contre lesquelles il nourrit des idées de haine ou de vengeance. Si le trouble intellectuel est plus accusé, l'inconscience absolue, sa violence s'exerce indistinctement contre tout le monde et même contre les objets.

2° L'aura, qui diffère des phénomènes précédents par sa soudaineté, sa rapidité, est quelquefois accompagnée d'illusions, d'hallucinations sensorielles, point de départ d'actes de violence remarquables par l'imprévu et l'inconscience absolue. « Un homme, au milieu d'une discussion, se lève, écoute, interpelle tout à coup un ennemi imaginaire, se lance vers une porte et tombe aussitôt. Chaque attaque est précédée de cette scène, dont le malade n'a pas conscience. Néanmoins, il frapperait toute personne et renverserait tout obstacle qui s'opposerait à sa course [1].

Ainsi donc, dans les phénomènes prémonitoires de l'attaque, les impulsions peuvent revêtir tous les degrés de conscience, depuis la simple obnubilation jusqu'à l'inconscience absolue.

Attaque. — L'attaque suit généralement l'aura, cependant elle peut avorter, et on conçoit quelles difficultés médico-légales peuvent susciter ces formes frustes; d'autant plus que l'épileptique ignore souvent lui-même sa terrible maladie. Dans quelques cas, l'ictus apoplectique n'interrompt pas le cours des pensées, des actes. Le vertigineux, l'absent continuent un acte commencé. Magnan cite l'observation d'une femme, prise de vertige, qui, faisant sa chambre, étouffa son enfant sous un matelas.

L'épileptique peut poursuivre dans son accès une idée qui le préoccupe et l'exécuter. Un homme découragé résolut d'en finir avec la vie; l'accès le prend, il court droit à la Seine, s'y jette ; retiré de l'eau et revenu à lui il ne se souvient de rien.

Les impulsions accompagnant l'attaque sont toujours inconscientes.

Epilepsie larvée. — Le délire épileptique peut remplacer l'accès et ne s'accompagner ni de convulsions, ni de vertiges, ni d'absences ; on a donné le nom d'épilepsie larvée à cette forme paroxystique, sans phénomènes physiques. M. Parant propose l'expression d'épilepsie impulsive. Elle peut exister chez des personnes n'ayant jamais présenté d'attaque. Elle peut se substituer ou alterner avec les crises convulsives. Les impulsions sont brusques, soudaines, inconscientes, remarquables par leur intermittence, leur périodi-

(1) MAGNAN, *loc. cit.*

cité et leur uniformité chez le même individu. Cette folie périodique, transitoire, instantanée, de courte durée, est appelée par M. Magnan, « folie momentanée », pour l'opposer à la folie épileptique de plus longue durée, et toujours consécutive à des manifestations paroxystiques.

Folie épileptique. — La folie épileptique succède généralement à une série d'attaques convulsives, cependant il n'y a pas de relation nécessaire entre l'intensité de l'accès délirant et l'intensité du grand mal ou du petit mal. Il peut tout aussi bien se produire après le simple vertige. Il suit immédiatement l'attaque ou débute quelques heures après. La durée de l'accès peut se prolonger quinze jours à trois semaines. L'inconscience est absolue. Le délire revêt les dehors de la manie ou de la mélancolie, il est souvent accompagné d'hallucinations, point de départ des actes les plus graves. L'épileptique se livre aux actes les plus désordonnés, les plus dangereux. L'injure, la menace, le vol, l'incendie, le suicide, l'homicide nécessitent alors l'intervention de la justice. L'accès passé, l'épileptique ne se souvient de rien. Il revient à lui souvent en prison, et, caractère commun à tous, ils ne paraissent nullement affectés des actes dont ils se sont rendus coupables. Ils ne semblent pas croire qu'ils les aient accomplis.

Qu'elles appartiennent au petit mal ou au grand mal intellectuel (J. Falret), à la folie momentanée ou à la folie épileptique consécutive (Magnan), les impulsions épileptiques ont des caractères propres qui les distinguent des autres formes d'impulsions :

Le début brusque, imprévu des impulsions,

L'automatisme, l'inconscience ou du moins l'obnubilation qui les accompagnent,

Leur intermittence, leur périodicité, leur uniformité chez le même individu,

Enfin, leur fin brusque, suivie d'amnésie, permettent, alors que les grands symptômes physiques font défaut, de suspecter et de dépister la grande névrose.

Aucun de ces caractères n'est pathognomonique, ni rigoureusement constant ; mais leur réunion a la valeur d'un critérium certain [1].

Il est évident que les impulsions épileptiques étant purement réflexes, automatiques, n'entraînent aucune responsabilité.

Est-ce à dire que l'épileptique soit toujours irresponsable. Là surtout réside la difficulté médico-légale. Il ne faut pas, suivant l'expression de Casper, que l'épilepsie soit un passeport pour commettre tous les crimes. Il y a là un danger à éviter. Le nombre des épileptiques est considérable. Un aliéniste a calculé, en 1875, qu'il y avait en France 40.000 épileptiques, dont 4.000 sequestrés, 36.000 vivant en liberté [2].

Les épileptiques ne sont pas tous des aliénés et ne présentent, dans l'intervalle de leurs attaques, aucun désordre mental. Beaucoup au contraire sont irascibles, violents, prêts au réflexe. Il y a lieu, en effet, de tenir compte de ce que Parant appelle le tempérament épileptique. Ce sera au médecin, par l'étude des commémoratifs, des circonstances dans lesquelles s'est produit l'acte délictueux, de juger le degré de responsabilité de l'individu.

En résumé, il faut tenir compte :

1° Du caractère habituel, violent ou doux, de l'individu malade ;

2° De la rapidité et de l'instantanéité de l'acte ;

3° De la marche antérieure de la maladie et de ses caractères particuliers [3].

Une question éminemment pratique intéresse le médecin légiste. Un épileptique peut-il guérir? Interné pour délit peut-on, l'accès passé, le rendre à la liberté?

Beaucoup de médecins, se fondant sur la répétition presque fatale des mêmes actes, penchent pour la séquestration à

(1) Parant, Des impulsions épileptiques (Congrès de Bordeaux 1895).

(2) Riant, Les Irresponsables devant la justice.

(3) Falret, Les aliénés dangereux, p. 230.

perpétuité. D'autres sont d'avis de les rendre à la liberté aussitôt après la guérison de l'accès.

Magnan pense, et c'est notre avis, qu'il n'y a pas de règle générale et que chaque cas doit être examiné isolément.

D'ailleurs, la période prodromique qui souvent avertit l'épileptique et son entourage de l'approche d'un accès, la connaissance de la forme de l'accès à venir, fondé sur l'uniformité et l'intermittence, permettent de prendre les mesures prophylactiques et de prévenir les malheurs les plus fâcheux.

4° Folies toxiques

Alcoolisme.

Les progrès rapides et désastreux de l'alcoolisme ont fait l'objet, dans ces derniers temps, de travaux nombreux et importants. L'alcoolisme est devenu un véritable fléau dont la gravité préoccupe le sociologue. Le tribut qu'il paye à l'aliénation a doublé en 15 ans. Garnier (*La Folie à Paris*, 1890) a constaté dans la période triennale 1885-1888 une augmentation de 25 0/0. La folie alcoolique forme à elle seule près du tiers des cas d'aliénation mentale.

La criminalité marche parallèlement à l'aliénation. M. P. Serré (Des crimes et des délits dans l'alcoolisme aigu, th. Paris 1896) a mis en relief par des chiffres le rôle de l'alcoolisme dans la criminalité. Sur 1.500 cas de folie alcoolique, sur lesquels portent ses observations, plus des 2/5 ont commis quelques crimes ou délits.

De toutes les réactions pathologiques la plus fréquente est le suicide, qu'il soit le résultat accidentel d'hallucinations ou de tentatives volontaires, 12.86 0/0. Les faits de violence viennent ensuite, 11 0/0. Le vol est rare, l'alcoolique est violent, mais non malhonnête. Remarque curieuse, il ne dérobe pas pour satisfaire sa passion.

L'alcoolisme aigu et l'alcoolisme chronique donnent également lieu à des crimes et délits.

Alcoolisme aigu. — L'ivresse ou éthylisme aigu présente à considérer trois périodes.

La *période d'excitation* se traduit par une excitation générale. Toutes les facultés sont exaltées. Le moral physiologique se manifeste naturellement « *in vino veritas* ». L'homme irascible, violent, obéit à ses entraînements, à ses instincts, et se porte, surtout s'il est provoqué, à des actes de violence. Beaucoup de malfaiteurs cherchent dans l'alcool le courage et l'audace nécessaires à l'exécution de leurs méfaits. L'ivrogne, à cette période de simple exaltation, est conscient et responsable.

A la période d'excitation succède la *période d'incoordination*. La couche corticale modératrice est anesthésiée; chaque centre psycho-moteur ou psycho-sensoriel vibre indépendamment. Il n'y a plus synergie, adaptation. Le désordre règne dans les idées, dans les sentiments, dans les actes. L'alcoolique est alors dangereux. Pour peu qu'il soit irascible et violent, toute provocation, tout obstacle provoque des actes réflexes, automatiques.

La *période comateuse*, marquée par la résolution complète et l'inconscience absolue, n'a aucune importance au point de vue où nous nous plaçons.

Alcoolisme chronique. — A la longue, l'abus prolongé des boissons, l'intoxication alcoolique finissent par déterminer des troubles organiques, fonctionnels et psychiques.

On distingue trois formes de troubles intellectuels [1] : 1° Forme maniaque; 2° forme lypémaniaque; 3° forme stupide (démence, imbécillité).

1° *Forme maniaque.* — Le *delirium tremens* est la manifestation la plus éclatante de l'intoxication alcoolique chronique. Précédé ordinairement d'une phase prodromique caractérisée par l'inquiétude, la tristesse, le changement d'humeur. La crise éclate brusquement. Tantôt gai, le plus souvent furieux, l'alcoolique injurie, menace, brise; l'exécu-

(1) Tourdes, Alcoolisme (*Dict. encyclop.*).

tion suit immédiatement la menace; elle est soudaine, subconsciente et non suivie d'amnésie.

Krafft-Ebing a signalé cependant un délire hallucinatoire aigu avec perte de conscience et amnésie consécutive pouvant durer plusieurs jours, et conséquence d'excès alcooliques accumulés.

2° *Forme lypémaniaque.* — L'agitation est moindre que dans la forme précédente, quelquefois elle peut alterner avec des accès maniaques. Peu à peu les troubles intellectuels s'installent. Le délire jaloux, le délire de persécution sont fréquents et conduisent souvent au suicide. Ces délires ont pour point de départ des illusions ou des hallucinations surtout visuelles. Comme l'a remarqué Marcel, ils intéressent la sûreté physique et morale de l'individu (sergents de ville, diables, figures grimaçantes, serpents, animaux fantastiques) et ont un caractère terrifiant.

3° *Forme stupide.* — Cette forme est la phase ultime de la cachexie alcoolique. L'alcoolique sent l'effondrement de toutes ses facultés. Il assiste à sa propre ruine dont il a conscience. Irascible, il devient incapable de se maitriser. Enfin, de dégradation en dégradation, il arrive au gâtisme, à la démence paralytique (pseudo-paralysie générale alcoolique).

Peut-on remettre en liberté un alcoolique interné pour délit quand ses accidents aigus ont disparu ?

Bien qu'on ait observé des accès de *delirium tremens* chez des individus depuis longtemps privés d'alcool, ces accidents disparaissent le plus souvent par un traitement approprié.

Ce qu'il faut craindre, c'est la récidive; et le proverbe « qui a bu boira » est malheureusement trop souvent vrai. L'alcoolique se portera alors aux mêmes impulsions qui ont nécessité son premier internement. Aussi la surveillance de l'entourage doit être très active, afin de prévenir le retour de ces actes de violence.

5° Folies vésaniques

A) *Manie.*

Le maniaque, avec l'activité désordonnée des sentiments, des instincts et des actes qui le caractérise, inspire au premier abord le plus de terreur.

En réalité, c'est peut-être le moins dangereux des aliénés. L'aspect éclatant sous lequel il se montre avertit l'entourage et permet de prévenir sa fureur. De plus, comme le fait remarquer Falret, ils sont plus propres à parler avec volubilité qu'à agir avec violence. Ils débitent grossièretés, obscénités, injures. Ils se révoltent surtout contre les obstacles, les moyens de coercition. Ce qu'on appelle *fureur maniaque* n'est que la colère maniaque. Magnan dit ne l'avoir jamais observée dans son service où la camisole de force et tout autre moyen de contention sont supprimés. Rarement ils attentent à la vie de leurs semblables. Ils se mettent facilement en colère pour un motif futile; pour une simple contrariété, ils s'emportent volontiers contre les objets qu'ils brisent, qu'ils piétinent. Le caractère de tous ces actes, c'est la *mobilité*, l'*incohérence*, le *changement incessant* de sentiments d'affections, de passions.

Les états maniaques symptomatiques offrent à peu près les mêmes caractères. Il n'y a pas lieu d'en faire une étude spéciale.

B) *Mélancolie.*

Le mélancolique est surtout dangereux pour lui-même. Le premier acte par lequel il se signale et qui attire l'attention est souvent une tentative de suicide.

Les mélancoliques, en effet, s'en prennent à eux-mêmes de leurs malheurs. Bien différents des persécutés, ils s'accusent de fautes ou de crimes imaginaires.

« Les malades se croient perdus, couverts de honte; ils

repassent les mille détails de leur vie et y trouvent des forfaits impardonnables pour lesquels ils sont condamnés à de terribles supplices ou à la mort ; ils se reprochent tout ce qu'ils font et tout ce qu'ils disent ; ils s'accusent de manquer d'affection pour leurs parents, d'être la cause de leur ruine et de leur mort ; ils ont offensé Dieu, fait de mauvaises confessions, commis des sacrilèges, perdu le monde, mérité l'enfer ; ils sont pour tous un objet de réprobation. Pusillanimes et craintifs au plus haut point, ils n'osent pas faire un pas tout seuls, redoutent constamment quelque chose, sans savoir quoi, se croient mourants, en prison, entourés de geôliers, de bourreaux, etc. » (E. Régis, *Manuel pratique de médecine mentale*, p. 182).

Aussi tentent-ils d'échapper par la mort à leurs souffrances morales. Leurs tentatives de suicide sont généralement ridicules, incomplètes, et dénotent l'apathie, le manque de volonté qui caractérisent leur état.

Les mélancoliques anxieux, plus actifs, sont plus dangereux que les mélancoliques avec stupeur. Dans un accès de fureur passagère (raptus) ils peuvent se livrer à des voies de faits sur les personnes de leur entourage. Krafft-Ebing a appelé l'attention sur les mélancoliques qui tuent leurs enfants, ou leur femme, par excès d'affection afin de leur épargner les tourments d'une vie misérable et la damnation éternelle.

Les mélancoliques avec stupeur, apathiques, fixes, immobiles, sont peu dangereux. Toutefois, il faut se défier des accès subits de violence. Ils obéissent souvent à des hallucinations. Esquirol rapporte le fait d'un jeune homme, resté six mois sans dire un mot, ni exécuter un mouvement, qui se lève un jour brusquement, saisit une bouteille et la lance sur une autre personne. Guéri, il raconte avoir cru entendre une voix lui dire : « Si tu tues quelqu'un, tu seras sauvé. »

Les impulsions de la *folie à double forme*, caractérisée par la succession régulière des accès mélancolico-maniaques, participent alternativement des caractères de la manie et de la mélancolie.

C) *Folie chronique systématisée.*

Le délire de persécution est une des affections mentales qui entraîne le plus souvent aux actes violents. Cependant la longue évolution du délire, les menaces d'abord vagues, indécises que le persécuté profère contre ses ennemis imaginaires, qui se précisent peu à peu, avertissent l'entourage et permettent de prévenir tout malheur. Leur délire est si évident, et paraît si dangereux que de tous les aliénés qui peuplent les asiles ils sont les plus nombreux.

Pelegry (De l'Homicide chez les persécutés, thèse Paris 1886) a divisé les homicides commis par les persécutés en trois catégories : 1° Homicides commis sous l'empire des hallucinations ; 2° homicides commis par impulsion ; 3° homicides commis sous l'influence des idées délirantes :

a) Hypocondrie ; *b*) crainte de l'empoisonnement ; *c*) idées de grandeur.

La plupart de ces actes sont la conséquence d'hallucinations surtout auditives. « Je ne connais pas, dit Tardieu, de fous plus abominablement dangereux que les hallucinés qui répondent par un coup de couteau à une insulte imaginaire ou qui de loin déchargent une arme à feu sur un groupe où ils croient que l'on parle d'eux en termes outrageants. »

D'après Magnan, le délirant chronique réagit de trois façons : 1° il fuit et évite des dangers imaginaires ; 2° il se défend ; 3° il attaque.

Leurs accusations sont d'abord vagues, indéterminées, *on* l'emprisonne, *on* le poursuit, *on* l'insulte, puis il s'en prend à une collectivité : prêtres, francs-maçons, juifs, magistrats, médecins, quelquefois à leur entourage. Il fuit (aliénés migrateurs), il voit des dangers imaginaires, il s'entoure de précautions. S'il croit qu'on l'empoisonne, il cherche lui-même sa nourriture.

Enfin ses accusations se précisent : « Lorsque le malade désigne et menace l'auteur de ses persécutions, lorsqu'il est arrivé à cette phase de réaction violente, la séquestration devient urgente, car de la menace à l'acte il n'y a qu'un pas. »

Quelquefois le malade a dissimulé son délire « volcan sous la neige » (Legrand du Saulle), il prépare de longue main son crime, et sacrifie l'auteur supposé de ses terrifiantes persécutions. « Les persécutés, dit Falret, sont d'autant plus à craindre, qu'il ont été plus longtemps méconnus et leur rage et leur colère concentrées font explosion avec d'autant plus de violence qu'elles ont été plus longtemps comprimées. »

Il est fort difficile dans ces cas de convaincre les juges de l'irresponsabilité absolue de l'inculpé.

6° Folies constitutionnelles

A) *Idiotie. Imbécillité.*

Tous les faibles d'esprit sont un danger pour la société. Blaise sur 238 impulsifs avec ou sans amnésie a relevé 80 idiots, imbéciles ou débiles.

La dégénérescence n'enfante ni le vol, ni le crime, ni l'immoralité : elle crée un terrain sur lequel les germes du vice poussent et se développent avec exubérance. « Les plus mauvais instincts les poussent presque fatalement à l'action, parce qu'ils ne trouvent pas dans leur intelligence incomplète ou nulle aucun contrepoids pour les arrêter » (Falret).

Nous pouvons étudier et ranger dans une même catégorie les impulsions des infirmes de l'intelligence : idiots, imbéciles, débiles et déments. Ces derniers ont été doués d'intelligence, « ce sont des riches devenus pauvres ». Les idiots, les imbéciles en ont toujours été privés, ils ont toujours été « dans l'infortune et dans la misère » (Esquirol).

L'*idiot* occupe le plus bas degré de l'échelle de la dégénérescence. Ses facultés affectives, morales, intellectuelles sont nulles ou rudimentaires. Incapable de pourvoir à sa subsistance, il semble à ce point de vue inférieur à l'animal qui a au moins l'instinct de sa conservation et y pourvoit.

« Dépourvus de jugement, de sens moral, esclaves de leurs instincts et éminemment susceptibles, ils sont capables de tous les délits et de tous les crimes. »

Ils volent ce qui leur plaît, ils frappent qui les contrarie et ils tuent enfin par imitation : l'exemple de cet idiot qui égorgea un homme après avoir vu tuer un cochon est resté célèbre.

L'instinct génésique, quand il se réveille chez eux, les pousse à des actes de violence ou de bestialité.

Les imbéciles sont peut-être plus dangereux, « les idiots, dit Sollier, sont des extra-sociaux, les imbéciles des anti-sociaux ». Plus mauvais, ils mettent leur peu d'intelligence au service de leurs instincts et de leurs passions (1). On a distingué des imbéciles inoffensifs et des imbéciles dangereux. Il n'y a pas lieu de faire cette distinction, car chez les plus débonnaires les plus mauvais instincts peuvent se réveiller ; irascibles, vindicatifs, sensibles à la raillerie, la moindre taquinerie provoque chez eux une vengeance implacable.

C'est à cette catégorie qu'appartiennent ces criminels, véritables bêtes furieuses, qui marquent leur passage et chacune de leurs étapes par des vols, des incendies ou des crimes.

B) *Persécutés-persécuteurs.*

Les malades de ce groupe sont des héréditaires.

Dès l'enfance se manifeste chez eux la déséquilibration des facultés intellectuelles, affectives et morales. Ils sont souvent la plaie des écoles, comme plus tard celle des asiles. Cette déséquilibration n'exclut pas la prédominance de certaines aptitudes. Ils figurent même très bien dans le monde où ils passent pour des originaux, des excentriques. « Esclaves d'une idée de vengeance devenue pour eux une obsession,

(1) Sipp, Des aliénés dangereux (Thèse Lyon 1895).

ils passent leur existence à poursuivre avec un acharnement incroyable ceux dont ils se croient les victimes. On peut dire qu'ils sont plus persécuteurs que persécutés (1) ». « Injures, écrits et affiches diffamatoires, dénonciations à la presse, menaces, actes violents, tentatives d'homicide, ils ne reculent devant aucun moyen pour satisfaire leur haine (2) ». Aussi sont-ils classés parmi les aliénés les plus dangereux, plus dangereux même que les persécutés véritables. Après avoir fatigué les administrations, la justice de leurs requêtes, le persécuté se décide souvent à se faire justice lui-même. Il menace quelquefois longtemps, puis en plein jour, dans un endroit public, il attend sa victime. L'acte accompli, il s'en retourne allégé, content, se félicitant hautement de son action. Sans remords s'il échoue, il exprime ses regrets et son intention de recommencer.

On distingue suivant la nature de leurs préoccupations plusieurs catégories de persécutés-persécuteurs.

Les *persécuteurs processifs* passent leur vie à faire des requêtes, à lancer assignation sur assignation. Ils ne reculent devant rien pour obtenir satisfaction et font appel à toutes les juridictions possibles. Ils s'associent même parfois pour soutenir leurs revendications. Buchner a rapporté l'exemple de plusieurs malades de ce genre qui avaient fondé « une société de victimes pour la protection de ceux qui ont subi les injustices des tribunaux ». Généralement inoffensifs, ils peuvent cependant frapper ceux dont ils se croient les victimes.

Les *persécuteurs politiques* se posent comme les justiciers d'une grande cause. Ils se croient appelés à une mission glorieuse. A cette catégorie appartiennent les régicides, les assassins politiques qui croient être utiles à la patrie, ou à l'humanité, en la débarrassant d'un personnage.

Les chefs d'Etat sont souvent leur victime désignée (Ravaillac, Louvel, Guiteau 3).

(1) Leroy, Persécutés-persécuteurs (Thèse Paris 1896).

(2) Magnan, Leçons cliniques, p. 360.

(3) Régis. *Les Régicides dans l'histoire et dans le présent.*

Les *persécutés hypocondriaques* sont des malades qui présentent de nombreuses préoccupations hypocondriaques, accusent leur médecin de les avoir mal soignés eux ou leur famille.

Les *persécuteurs familiaux* méconnaissent ou contestent leur véritable origine et s'attribuent une parenté illustre.

Les *persécuteurs amoureux* se croyent adorés d'une personne qu'ils fatiguent de leur assiduité.

Les *persécutés-persécuteurs* offrent véritablement de grandes difficultés médico-légales. Ils n'ont pas d'hallucinations, leurs revendications s'appuient sur des faits spécieux. Ils raisonnent souvent très bien, mettent une véritable habileté et quelquefois un grand talent dans la défense de ce qu'ils croient leur droit.

L'examen complet et détaillé permettra cependant dans la majorité des cas de se prononcer. Les antécédents héréditaires dénotent presque toujours des tares manifestes(fous, imbéciles, épileptiques). Les antécédents personnels montrent une déséquilibration déjà ancienne.

La recherche des stigmates physiques de dégénérescence enfin, et surtout « l'examen des faits invoqués par le malade, faits souvent grossis ou dénaturés, les réactions complètement hors de proportion que ceux-ci ont provoquées, l'opiniâtreté aveugle avec laquelle il poursuit ses revendications, sans qu'aucune considération puisse l'arrêter, les arguments qu'il emploie à les justifier et qui portent la marque d'une logique subtile, mais fausse. Le caractère obsédant de ses conceptions, ses menaces, ses calomnies réservées d'abord à ceux dont ils se disent la victime, puis s'étendant à tous ceux qui ne partagent pas son délire ; enfin les actes d'extrême violence devant lesquels il ne recule pas sont autant d'actions portant les marques d'une déséquilibration mentale qui va sans cesse en grandissant » (MAGNAN).

C'est en s'appuyant sur l'ensemble de ces considérations que l'on pourra se prononcer.

Mais tout n'est pas fini par l'internement. Une fois renfermé, il s'opère une dérivation, et le persécuté-persécuteur met toute son activité pour sortir. Il adresse des protestations, des plaintes, provoque des enquêtes, intéresse la presse et le public à ses malheurs, sous la rubrique de « séquestration arbitraire ». Il est « le cauchemar des chefs de service ». Quelquefois il obtient gain de cause. Il continue alors en toute liberté de poursuivre ses revendications, jusqu'à ce qu'un éclat ou un malheur nécessite de nouveau son internement.

CHAPITRE III

Des Obsessions impulsives.

Avant de traiter des obsessions impulsives, il nous semble utile de définir l'obsession et de préciser la signification et l'acception de ce terme.

Ces considérations générales ne sont pas en dehors de notre sujet ; car ainsi que nous le démontrerons plus loin, la classification même des obsessions, la résistance ou l'irrésistibilité aux impulsions, enfin les conséquences médico-légales en découleront logiquement.

Qu'est-ce d'abord qu'une obsession ? Magnan la définit : « un mode d'activité cérébrale dans lequel un mot, une pensée, une image s'impose à l'esprit en dehors de la volonté (1) ». A l'état normal, dans le processus de l'activité psychique, sensations, idées, sentiments se présentent à notre conscience. Tantôt nous nous abandonnons à nos pensées et les idées s'orientent, s'associent spontanément, automatiquement. Tantôt l'attention, qui est la volonté appliquée à notre activité psychique, dirige le cours de nos pensées.

L'idée, l'image, la sensation apparaît, ne demeure consciente qu'un temps limité, autant qu'elle a une relation avec le sujet de nos réflexions.

Dès qu'elle est inutile, elle disparaît d'elle-même, ou, écartée par la volonté, devient inconsciente.

Il n'en est pas toujours ainsi, certaines conditions, certai-

(1) MAGNAN, L'Obsession criminelle, Congrès de Bruxelles, 1892.

nes circonstances peuvent rendre prédominante une idée, une image, une sensation, ce sera l'attention qu'on y aura porté, sa répétition fréquente, son rapport avec un ensemble de préoccupations, etc. Il y a comme un ébranlement prolongé, semblable aux vibrations du diapason, et l'idée empêche et traverse le jeu normal des idées, gêne le cours des pensées, tel est le cas d'un individu que poursuit un mot, un nom, un air, etc.

L'idée peut être acceptée, mais une fois implantée, la volonté éprouve quelquefois certaines difficultés à l'en chasser, et alors l'idée se comporte de deux façons.

Tantôt elle absorbe à son profit toute l'activité psychique, véritable intruse dont on ne peut se débarrasser, ou bien encore elle se fait une place indépendante et n'entrave aucunement le cours régulier des pensées, en devient même parfois l'accompagnement nécessaire. Tel l'air que l'on fredonne en réfléchissant ou le calcul de l'arithmomane qui ne peut penser s'il ne compte les lettres des mots qu'il prononce.

L'obsession physiologique, comme le remarque Magnan, n'est pas accompagnée de malaise, elle est transitoire, sauf dans le dernier cas que nous avons signalé, et la volonté peut généralement l'écarter.

Bien différente est l'obsession pathologique de la « névrose d'angoisse » (FREUD). L'obsession ici est une conséquence de l'émotivité, et Westphall prend l'effet pour la cause quand il croit que c'est l'idée obsédante qui détermine l'émotivité. Il semble méconnaître que l'individu n'est obsédé que *parce qu'il* est émotif.

En effet, il est facile de suivre la genèse de l'idée obsédante chez ces malades. Supposons qu'une idée se présente à la conscience, et que pour une raison ou une autre elle soit accompagnée d'une explosion d'émotivité : angoisse, anxiété, palpitation, pâleur, rougeur, etc., immédiatement l'attention est forcée, l'idée devient dominante, « elle accapare un plus grand nombre d'éléments psychiques. »

Un exemple fera mieux saisir notre pensée.

Observation

(Kessel, Thèse de Montpellier, 1895.)

M. C... lit un fait divers qui l'impressionne assez médiocrement, il rentre chez lui et se couche, comme d'habitude, sans le moindre incident. Au milieu de la nuit, il s'éveille et la lecture du fait divers revient à son esprit; il cherche à se rappeler le nom d'une petite fille qui y figurait. Il n'y parvient pas au début, et voilà une crise d'angoisse qui éclate; il est couvert d'une sueur froide, il se sent comprimé, la poitrine serrée, il ne peut respirer, il étouffe. Dès le matin, on va chercher le journal, il y trouve le nom qui l'obsède et il se sent immédiatement guéri. *A partir de ce jour, la recherche du nom devient* plus pressante, il en est obsédé, et se voit dans la nécessité de retenir tous les noms qu'il entend; il se munit alors d'un petit cahier et s'empresse de noter successivement les noms qu'il craint de ne pas se rappeler; il y classe les noms par groupe: les noms de commerçants, de députés, de fonctionnaires, etc.

Bientôt aux noms de personnes s'ajoutent les noms des choses, tantôt ce sont des phrases, des pensées dont il doit se rappeler, tantôt ce sont des images qu'il doit évoquer dans son esprit, ou bien des physionomies, et chaque fois qu'il ne parvient pas à se souvenir, il ressent de la constriction à l'épigastre, il pâlit, pleure, gémit jusqu'à ce qu'il soit subitement illuminé par le nom, l'image, le nombre qui surgit dans son esprit.

Chez l'individu normal, la recherche du nom, point de départ de cette obsession, aurait peut-être un moment hanté l'esprit, puis n'incommodant pas outre mesure, elle aurait disparu.

Ici, chez l'émotif, elle détermine une explosion d'angoisse, d'anxiété. Immédiatement l'idée passe à l'*état fort*, elle devient maîtresse, prédominante, absorbante. « Il se produit une sorte de choc en retour, à la suite de l'idée, ayant elle-même sa source dans un trouble émotionnel qui, après lui avoir donné naissance, s'exaspère de son fait [1] ». Tel est aussi le cas de cette femme dont nous rapportons l'observation (Obs. III).

Ainsi donc l'idée devient fixe, obsédante, parce que l'individu est émotif, et, comme le remarque Séglas, « un point indiscutable, c'est que tous les obsédés considérés même en dehors des paroxysmes étaient naturellement ou sont devenus d'une émotivité extrême, si bien que le terrain sur lequel se développe l'obsession est véritablement marqué au coin de l'émotivité morbide ». Bien plus, la volonté en luttant contribue à fortifier l'idée obsédante par l'attention, et la mise en œuvre de toutes les facultés pour l'écarter et la chasser.

MM. Pitres et Régis ont mis en évidence le *substratum émotif* qui caractérise ces états obsédants, et la meilleure preuve, disent-ils : « Supprimez par la pensée l'angoisse, l'anxiété qui s'y trouvent et vous n'avez plus d'obsession. Par contre, prenez une obsession quelconque et enlevez-en l'idée fixe ou la tendance impulsive, ne laissant que l'anxiété, l'angoisse, et vous avez encore l'obsession dans son fondement, dans son essence ». De plus, l'idée est mobile, polymorphe ; ce qui est immuable, c'est le fond émotif. Les phénomènes émotifs peuvent même précéder l'apparition de l'idée, et les observations sont nombreuses où l'angoisse est l'aura de l'obsession.

Pour Dallemagne même l'émotion est primitive. « En se répercutant vers l'écorce, elle y réveille des idées appropriées, et l'idée à peine née retourne à la base raviver les sentiments d'où elle est sortie ». En réalité, tantôt l'idée provoque l'émotion émotive, tantôt au contraire, l'émotion précède et réveille l'obsession latente.

Les deux facteurs idée et émotion, bien que différents de nature, sont dépendants et ont une action réciproque. L'obsession augmente l'émotion, l'émotion fortifie l'idée.

De cette conception découle la classification et les carac-

(1) SÉGLAS, Leçons cliniques, p. 980.

tères de l'obsession pathologique. « Si l'émotion est l'élément fondamental des états d'obsession, c'est évidemment elle qui doit servir de base à leur classement » (Pitres et Régis).

En partant des états d'émotivité vagues, indéterminés, on arrive aux états où l'anxiété se précise, s'objective sur un sujet déterminé. On peut donc distinguer : 1° l'état obsédant à anxiété diffuse ou panophobique ; 2° l'état obsédant à anxiété systématisée ou monophobique ; 3° l'état obsédant à idée anxieuse ou monoïdéique.

Ce serait une erreur de croire que chacune de ces divisions répond à un type net, bien défini. Cette classification permet de classer, de cataloguer les faits et de simplifier ainsi l'étude de la question. Dans la réalité tous ces états s'observent soit simultanément, soit successivement chez le même individu où ils revêtent toutes les formes, tous les degrés : on peut être tour à tour panophobique, monophobique, monoïdéique.

Seglas cite l'observation « d'un étudiant en droit qui a présenté des phénomènes d'anxiété simple, paroxystique, très intenses, au cours d'une neurasthénie : plus tard il est devenu agoraphobe, et cette obsession ayant cessé, il a eu de nouveau des crises d'anxiété simple paroxystique, comme au début.

» Un autre malade, qui n'avait souffert pendant quelques années que de crises d'anxiété, n'a eu que beaucoup plus tard des idées de doute et des impulsions. »

Entre ces états obsédants, la transition est souvent difficile à saisir.

« Nous nous sommes trouvés souvent embarrassés, disent MM. Pitres et Régis, pour distinguer s'il s'agissait de phobies ou d'obsessions. Que faut-il, en effet, pour que la phobie systématisée tourne à l'obsession ? Il faut simplement que cette phobie, au lieu de se manifester par des crises d'angoisse intermittentes, avec calme complet dans l'intervalle, préoccupe plus ou moins, dans l'interparoxysme, l'esprit du sujet, ce qui arrive dans la majorité des cas. Et c'est ainsi que, par une pente toute naturelle, la monophobie tend peu à peu vers le monoïdéisme, et qu'on a si souvent affaire, dans la pratique, non à des phobies systématisées pures, mais à des cas intermédiaires ou de transition entre la phobie et l'impulsion. »

Remarquons que la phobie est souvent un stade préparatoire moins avancé de l'obsession proprement dite. Et cela est naturel, la crainte, la peur, l'appréhension sont les sentiments les mieux appropriés à l'émotivité et à l'anxiété. « L'obsession n'est le plus souvent que la forme aggravée ou intellectualisée de la folie ». Nous arrivons ainsi logiquement, par transition, à l'obsession proprement dite.

Il faut maintenant tenir compte, à notre avis, d'un facteur très important : la nature de l'idée obsédante.

L'obsédé, nous l'avons vu, est un terrain favorable au développement des idées les plus diverses, d'où la multiplicité et le polymorphisme de ses idées. Sa volonté, son intelligence réagissent suivant la nature de ces idées.

Tantôt l'obsession est purement idéative, tantôt phobique, tantôt impulsive, suivant le contenu de l'idée qui s'est greffée sur leur fond émotif. Il est de toute évidence que l'obsession de la folie ou du cancer ne comporte par sa nature aucune impulsion. Au contraire, l'idée ou la crainte de commettre un crime est souvent accompagnée de la représentation des actes nécessaires à son exécution.

Toute idée est, en effet, formée d'éléments sensitifs et moteurs qui se réveillent à l'évocation de cette idée.

Voilà pourquoi il n'y a pas lieu de distinguer, au point de vue psychologique ou nosologique, les obsessions, en obsessions idéatives, phobiques ou impulsives. Les caractères qui séparent ces diverses obsessions ne sont pas tranchés, ils ont un caractère commun : la représentation de l'idée ; et par conséquent, si c'est une action, une tendance à l'exécuter.

« En effet, tout état de conscience, dit Ribot, a toujours une tendance à s'exprimer, à se traduire par un mouvement, par un acte. L'activité chez l'animal n'est pas un commencement, mais une fin ; une cause, mais un résultat ; un début, mais une suite. »

La conscience d'un acte est aussi la conscience de tous les mouvements qui assurent son exécution; elle est accompagnée de décharges motrices dans les muscles correspondants. « L'idée d'un mot détermine un certain mouvement qui nous fait prononcer les mots en dedans de nous ». Toute idée est donc une force qui tend à se réaliser (idée-force, Fouillée; idée-motrice, Ribot); la volonté en luttant inhibe les mouvements adaptés à cette idée.

Cela est encore plus vrai de l'obsession pathologique, car telle est l'*intensité représentative* de l'idée fixe qu'elle touche parfois à l'hallucination. Le malade voit souvent les actes qu'il redoute d'accomplir, il en distingue les détails, et cette vision nette de ce qu'il appréhende augmente sa souffrance angoissante.

Tel est le cas de cette jeune fille :

Observation

(Communiquée par M. le Dr Régis.)

Mlle V.... vingt-trois ans. Père, cinquante-sept ans, pas alcoolique. Mère, quarante neuf ans, pas nerveuse. Il n'y avait rien eu de mental ou de nerveux dans la famille. Une sœur de dix-sept ans atteinte d'obsession scrupuleuse, comme l'a été la malade.

Pas de maladies graves. Réglée à seize ans, menstruation mal réglée.

A douze ans et demi, elle eut des obsessions scrupuleuses. Il lui semblait que tout ce qu'elle faisait était mal et se confessait perpétuellement.

Elle commençait d'aller mieux, lorsque sa première communion provoqua le retour de ses appréhensions religieuses pendant quelque temps.

Après six mois la crise aiguë disparut ; il reste un peu d'état scrupuleux, d'inquiétudes vagues pendant quelques années. Enfin tout cela passe complètement.

Il y a trois ans, nouvelle crise d'obsession, cette fois sous une autre forme et caractérisée par l'ennui de voir tuer, notamment les animaux. « Pourquoi tue-t-on les animaux, se répétait-elle, puisque Dieu l'a défendu ? » Elle ne pouvait chasser cette idée de son esprit et s'en débarrasser. (Il faut dire que son père était boucher à cette époque, ce qui a peut être fourni le thème de cette obsession.)

Cette obsession dura environ six mois, comme l'autre, puis elle disparut.

Il y a six mois environ, nouvelle crise d'obsession. Cette fois, ce n'est plus l'envie, la peur de voir tuer bêtes et gens, c'est la *peur de tuer* elle-même; elle l'angoisse, l'affole plus que toutes les autres obsessions ne l'ont fait, parce que c'est plus affreux. L'idée lui est venue tout à coup un matin comme une *idée parasite*. Mais elle n'a fait que traverser son cerveau, il lui semblait *qu'elle se voyait* tuant. Puis au bout de quelque temps, elle est revenue, et c'est ainsi qu'à l'heure actuelle, elle est continue, constante, survenant dès le réveil, ne cessant que le soir.

Torturée par son obsession, il lui semble qu'il y a deux personnes en elle, l'une, qui a l'idée du meurtre et la pousse ; l'autre, qui résiste. Son idée automatique se déroule dans sa pensée et suit le développement de l'acte à commettre. Elle se servirait d'instruments piquants, de couteaux, d'une longue aiguille à chapeau. Elle frapperait au cœur, pour faire moins souffrir. Oui, mais il y a des côtes. — Tant mieux ! elle pourrait ne pas réussir à tuer. Tel est un échantillon des pensées qui s'agitent dans l'esprit de la malade.

Ces derniers temps, le souvenir de l'assassinat de Carnot lui revenait à l'esprit. Elle se disait que ceux qui commettaient des meurtres de ce genre ne devaient rien sentir, qu'elle ne sentait rien elle-même. Quand ces idées viennent et qu'elle résiste, elle éprouve de l'angoisse, de l'anxiété, des battements de cœur, de l'oppression, des sueurs froides. Pendant longtemps cela lui a donné de la diarrhée, de la pollakiurie.

Il lui arrive aussi maintenant de crier dans le paroxysme; elle se lamente, pleure aussi parfois, mais n'a pas de crises convulsives.

Son sommeil a été très mauvais pendant quelque temps, et dans son insomnie elle songe toujours à son idée. Elle dort maintenant un peu mieux, mais dès le réveil l'idée lui revient.

Nous observons ici tous les stades et toutes les formes des états obsédants ; l'état vague, anxieux, se traduisant par des obsessions scrupuleuses; puis l'obsession de l'iniquité de voir tuer des animaux et enfin l'obsession de tuer elle-même. Il serait très difficile de délimiter ici l'obsession phobique de l'obsession homicide. Elle a à la fois la peur de tuer et des idées de tuer contre lesquelles elle lutte.

La représentation de l'acte est, en effet, le caractère commun qui explique la difficulté qu'il y a de différencier l'obsession phobique de l'obsession impulsive, et la confusion fréquente qui existe chez les auteurs à ce sujet.

Ainsi on dit plus souvent qu'il y a désir, entraînement, impulsion, bien qu'en réalité il y ait peur, crainte, répulsion, car la peur d'un acte est souvent accompagnée d'une tendance à l'exécution.

M. Fouillée raconte un fait qui lui est personnel et qui fait ressortir la séparation artificielle qu'il y a entre la phobie et l'impulsion. Il avait depuis longtemps l'habitude de traverser une passerelle. Un jour l'idée et la peur de tomber le prennent, immédiatement, il sentit comme une attraction et tomba à l'eau.

Le vertige des hauteurs, l'attraction d'un courant semblables à la fascination qu'exerce le serpent sur l'oiseau montrent la peur conduisant à l'impulsion.

« Certains individus, dit Falret, ont des terreurs et des craintes instinctives dont ils ne sont pas les maitres, et qui les dominent tellement qu'ils ne peuvent s'y soustraire et s'empêcher de céder à leur entraînement.

» Ainsi, par exemple, ils ne peuvent voir un rasoir ou se raser eux-mêmes sans se sentir poussés à se couper la gorge, ils ne peuvent voir un couteau ou une épée sans redouter de se sentir poussés à s'en servir contre eux-mêmes. Il en est de même de la vue d'une fenêtre qui inspire à la fois le désir et la crainte. Le séjour sur une tour élevée ou sur le bord d'un précipice détermine un véritable vertige moral de même nature. »

Il existe cependant des obsessions phobiques pures sans aucune tendance impulsive, telle l'Observation I que nous rapportons plus loin.

D'ailleurs, comme le remarque Seglas, « l'idée d'un acte comporte toujours des images motrices : mais elles peuvent être prédominantes ou effacées devant d'autres images sensorielles ayant trait aux mêmes actes (1) ».

Un malade qui avait l'obsession de tuer sa femme pendant la crise, voyait intérieurement la scène du meurtre, mais jamais ne s'était senti agir. La représentation est ici visuelle.

Chez une autre malade l'obsession est nettement impulsive, liée à des images motrices bien nettes. « Je sens comme le mouvement, dit la malade, je suis prête à le faire ». Et sa mimique confirme bien ses paroles.

Ainsi donc, obsessions idéative, phobique, impulsive, dépendent, quant à la tendance à l'acte, de la représentation sensorielle, sensitive ou motrice de l'acte. « La peur de l'impulsion ne garantit pas de l'impulsion, au contraire, plus cette peur est grande, intense, anxieuse, plus elle se rapproche de l'impulsion (2) ».

Ces considérations générales trouveront leur application dans l'obsession homicide que nous allons étudier.

Obsessions homicides

Rien n'est plus étrange et plus monstrueux que la situation terrible de ces malheureux qu'une fatalité semble pousser irrésistiblement au crime.

Par une amère dérision du sort, les êtres les plus chers : père, mère, enfants, femme adorée, font le plus souvent l'objet de leur terrible obsession. C'est là une conséquence naturelle de leur émotivité; les idées les plus horribles sont

(1) Seglas, *Leçons cliniques sur les maladies mentales*, p. 86.

(2) Pitres et Régis, *Loc. cit.*

le mieux appropriées et s'adaptent davantage à leur état anxieux et angoissant (Voir Obs. I, II, III et IV).

Comment naissent ces obsessions ?

Très souvent elles surgissent spontanément et brusquement sans qu'on puisse dire d'où elles viennent. Dans l'Observation IV, l'idée de tuer son mari survient à une femme un matin au réveil.

Comme toute idée l'obsession peut avoir son point de départ, dans une sensation périphérique ou une association d'idées consciente ou inconsciente. Parfois la vue d'un objet tel qu'un couteau, une épingle, des ciseaux, la suscite.

« M. H..., atrabilaire, s'est livré à l'intempérance ; caractère aigri par les plus légères contrariétés et son esprit troublé par les moindres idées tristes. Un jour il est pris subitement d'une obsession homicide. J'étais, dit-il, étendu sur le sofa, ma femme et mon enfant assis auprès du feu, je venais de leur parler fort amicalement, lorsque mon regard se porta par hasard sur un poignard. A l'instant même surgit dans mon cerveau une idée que je ne pus réprimer, celle de verser le sang. Je la combattis aussi longtemps que je pus, je fermai les yeux et j'essayai de penser à autre chose, mais tout fut inutile. Plus je luttais, plus je sentais la violence de l'impulsion, jusqu'à ce qu'enfin, n'y pouvant plus tenir, je leur ordonnai d'une voix de tonnerre de sortir de la chambre. S'ils eussent résistés, s'ils avaient fait de l'opposition je les aurais certainement assassinés. Aucune langue ne peut rendre la violence de cette affreuse pensée. Dieu grand ! combien je vous remercie de ne pas m'être souillé de ce crime (1) ».

Une fois née, l'idée se réveille à la vue de l'objet, cause primordiale de l'obsession. Ainsi (Obs. III), Mme G... eut un jour l'idée, en *prenant un couteau*, qu'elle allait tuer son enfant. L'idée fit impression, puis disparut. Quelque temps après, gardant un autre enfant, l'idée la reprit pour ne plus

(1) Dagonet, Folie impulsive (*Ann. Méd. psych.*, 1870).

la quitter. Remarquons avec quel soin ces malades font disparaître ou éloignent les objets susceptibles de susciter la terrible idée. La vue d'une partie spéciale du corps peut faire éclater une crise paroxystique. Une mère (Obs. IV) supporte très bien la vue de la tête et du corps de son enfant, mais dès qu'elle aperçoit le cou, elle est prise d'un accès d'angoisse et d'anxiété. L'obsession ne naît pas toujours toute formée, elle est parfois le terme d'une évolution, débutant par un état anxieux vague, puis passant par la phobie pour aboutir à l'obsession impulsive.

Krafft-Ebing et Ladame ont attiré l'attention « sur l'obsession du meurtre par *contagion morale*. La cause occasionnelle est souvent une impression subite : la vue d'une exécution capitale, la nouvelle d'un suicide, le récit palpitant d'un assassinat, l'aspect d'instruments de meurtre suffisent à éveiller le désir irrésistible de verser le sang. »

Un habitant de Vienne ayant assisté à l'exécution d'un condamné, en fut si vivement impressionné qu'il sentit tout à coup l'envie de tuer (Spurzheim).

A Dresde, une jeune fille tue une de ses meilleures amies et avoue que c'est la vue de deux exécutions qui lui avait suggéré son idée.

Après le crime célèbre d'Henriette Cornier, on rapporte de nombreux cas d'obsessions homicides.

Georget cite le cas d'une jeune fille qui, prenant une hachette, la posait sur le cou d'un enfant en *songeant à la fille Cornier*.

Barbier a communiqué à l'Académie de médecine l'observation d'une femme qui, ayant appris le meurtre commis par la fille Cornier, fut saisie de l'idée de tuer son propre enfant qu'elle aimait beaucoup.

Ladame rapporte plusieurs observations personnelles d'obsessions consécutives aux récits des journaux et aux comptes rendus de la Cour d'assises au sujet de la femme Lombardi.

« Toutes ces personnes, dit-il, étaient atteintes d'obsession du meurtre, depuis les formes les plus légères jusqu'aux plus graves avec commencement d'exécution. C'étaient toujours des femmes plus ou moins malheureuses en ménage, ayant des soucis et des chagrins, et qui craignaient de tuer leurs enfants comme la Lombardi. »

M. Garnier (Congrès de Bruxelles) a insisté sur la psycho-pathogénie ou processus d'envahissement mental de l'obsession homicide.

L'annonce d'un homicide détermine chez ces prédisposés un doute : « si j'allais tuer ».

« Cet émoi, cette appréhension sont comme les annonces de l'obsession. Cette interrogation inquiète est le premier temps du phénomène. Ce choc moral a été comme le coup de plantoir qui enfonce la graine dans un terrain trop bien préparé pour qu'il n'y germe pas. La crainte que l'on représente comme le commencement de la sagesse est ici le commencement de la folie, toute part étant faite d'ailleurs à la prédisposition. »

L'obsession homicide entretient dans les centres d'idéation un éréthisme qui a ses périodes d'exacerbation, mais qui est à peu près permanent. L'obsédé, aux périodes de crises surtout, a la représentation mentale de l'acte criminel. Il en tressaille, il a le vertige, il se sent saisi par l'impulsion. Des irradiations d'excitation cérébrale se propagent des centres d'idéation aux centres moteurs, car toute idée appétitive au mouvement est appel pressant à l'exécution de ce mouvement, dont elle est le *principe*, au sens étymologique du mot.

» D'où la transformation de l'obsession simple en impulsion proprement dite est *un besoin moteur*, et d'où aussi la détente, l'apaisement des centres psycho-moteurs, lorsque la *décharge motrice*, c'est-à-dire l'accomplissement de l'acte a donné, en dégageant l'énergie motrice lentement accumulée, satisfaction au besoin ressenti. »

M. Magnan donne un exemple remarquable de ce processus de la contagion morale.

« Une femme de trente ans, longtemps en proie à la crainte de la rage et à la crainte d'être assassinée, est vivement émue par le crime de Pranzini, et depuis lors est poursuivie par l'idée des trois cadavres à la gorge ouverte. Cette image vient à chaque instant à son esprit, et peu à peu elle est obsédée par l'idée de couper le cou à son mari et à son fils. Elle se débat, dit-elle, elle se raidit, s'insurge contre cette horreur, qui devient bientôt plus pressante. Elle est prise alors d'une angoisse inexprimable ; elle suffoque, son cou est serré comme par une main de fer, ses yeux se troublent, son cœur bat avec violence. Elle résiste encore, mais sa main, qui parfois saisit malgré elle le couteau, s'abat avec force et le brise contre un meuble. Il y a alors un soulagement, une détente. »

Une question d'un intérêt éminemment pratique et très importante, au point de vue médico-légal, est celle de savoir quelle conduite tenir vis-à-vis de ces malades. Doivent-ils être internés ou laissés libres ? Cette question est liée à celle de savoir si l'obsédé cède et s'il cède souvent à ses impulsions.

Beaucoup d'auteurs, et notamment Magnan, pensent que l'obsédé homicide, après une lutte désespérée « arrive à tel degré d'angoisse douloureuse que l'acte, quelque horrible qu'il soit, est accompli avec une véritable énergie et est suivi d'une bienfaisante détente. »

Cependant, quand on parcourt les nombreuses observations d'obsessions homicides publiées, on est frappé de la rareté des impulsions exécutées. Les quelques rares observations qui existent dans la science sont partout répétées ; telle l'observation d'Henriette Cornier et encore elles sont sujettes à caution, car la plupart sont incomplètes. M. Magnan lui-même, dans sa communication au Congrès d'anthropologie criminelle, ne donne aucun exemple d'obsédé ayant mis à exécution leur idée homicide. Il cite plusieurs cas d'impulsions brusques, subites, qui ne semblent guère avoir les caractères de l'obsession pure, car ils ne présentent pas la longue période d'anxiété, d'angoisse qui accompagne ordinairement la lutte contre l'impulsion. Ladame (*l'Obsession du meurtre*) relate une observation personnelle d'obsession du meurtre avec tentatives soudaines d'exécution ; mais elle est relative à un individu à antécédents chargés.

« Le père était buveur, la mère avait été atteinte d'un accès de folie sous forme d'exaltation religieuse, à la ménopause, pour laquelle on dut la tenir séquestrée pendant deux ans dans un asile. Un de ses frères a des accès de violence, il est mort subitement (suicide ?) il y a quelques années. Sa sœur est petite, très nerveuse, bigote. Une cousine germaine du côté de la mère est enfermée depuis douze ans dans un asile d'aliénés pour une folie systématisée, probablement le délire des persécutions. »

Il ajoute : « Bien que cet individu déséquilibré ne manque pas d'intelligence, il me paraît atteint cependant d'un certain *degré de débilité mentale.* »

MM. Benedickt et Heger pensent aussi qu'il y a beaucoup d'obsessionnistes dans les prisons; mais ils n'apportent aucun fait à l'appui de leur opinion et ne précisent pas s'il s'agit de délinquants ou de meurtriers. M. Nacke combat cette manière de voir, affirme même avoir observé un grand nombre de délinquants aliénés dans les asiles (hommes et femmes), et n'avoir jamais eu l'occasion d'observer des obsédés dans leur nombre.

L'obsession, en effet, n'amène pas fatalement l'acte. La volonté est souvent intacte, et c'est à tort, selon nous, que M. Ribot a rangé les obsessions dans les affaiblissements de la volonté. Il semble méconnaître qu'elles sont la manifestation de la « névrose d'angoisse » et que la volonté et l'intelligence peuvent être saines.

Il est vrai que l'émotivité, syndrome épisodique de dégénérescence d'après Magnan, coïncide parfois avec un certain degré d'*aboulie*.

Les obsédés luttent avec une énergie peu commune. Ils n'est pas d'efforts qu'ils ne fassent, de moyens qu'ils n'emploient pour combattre et ne pas succomber à leur terrible obsession. Tel un habitant de Gand qui se coupa le bras pour ne pas céder à l'impulsion de tuer sa femme.

Heureusement le succès couronne généralement leurs efforts, et, comme nous l'avons vu, nous ne connaissons pas d'exemple où une *obsession homicide pure* ait aboutit au crime.

Dans la lutte que soutient l'obsédé contre son impulsion, il y a lieu de tenir compte de deux facteurs, d'une part la *puissance* — l'idée ; d'autre part, la *résistance* — la volonté.

Dans l'idée, nous pouvons considérer la qualité et l'intensité.

Qualité. — Il est remarquable, en effet, de constater qu'autant les obsédés à impulsions banales cèdent facilement après une courte résistance, autant ils résistent quand il s'agit d'impulsions criminelles.

Dans le premier cas, malgré le ridicule et l'extravagance de leurs actes, ils aiment mieux céder que de souffrir.

Il n'en est plus de même dans l'obsession homicide ; ces malheureux ont conscience de leur situation ; leur être moral se révolte et proteste. Ils tentent tout plutôt que de succomber.

Nous avons également vu précédemment que la représentation motrice, sensitive ou sensorielle comportait en elle-même une tendance impulsive ou non. Quant à l'intensité de l'impulsion, elle est souvent en rapport avec l'intensité émotive.

Volonté. — Nous avons vu que les obsédés luttent, et avec succès, contre leurs obsessions. Cette lutte est parfois longue et dure trois, dix et même vingt ans sans rémissions. L'exemple le plus frappant est celui de Glenadel, qui, toute sa vie, fut poursuivi par l'idée de tuer sa mère et sa belle-sœur, s'engagea, voyagea et quitta sa famille pour ne pas succomber à son infernale tentation.

Le plus souvent l'obsédé homicide résiste de toutes ses forces et se rend seul, maître de son obsession ; il emploie des détours pour dépenser l'accumulation d'énergie concentrée durant ses crises.

« Un garçon de douze ans, Jean B..., traité à l'asile Saint-Anne, avait par moment, sans nuls motifs, l'idée obsédante de frapper ses camarades. Quand il parvenait à se retenir, il était forcé de s'éloigner, et il frappait alors contre un mur ou contre un meuble; ou bien il adoptait un mode assez singulier de décharge : il marchait à quatre pattes et se sentait soulagé » (Magnan).

Nous avons vu plus haut une femme, obsédée par l'idée de couper le cou à son mari et à son fils, saisir, malgré elle, un couteau, le briser sur un meuble, et éprouver une détente après cet acte.

M. Camuset remarque que les obsédés « ont un besoin continuel de mouvement; qu'ils ne peuvent rester en place. Il en est qui se pincent, qui se mordent les lèvres, trouvent ainsi une sorte de soulagement à leur souffrance générale dans une souffrance dérivative locale. »

D'autres fois, l'obsédé croit qu'il va céder, et se sentant succomber il a recours à l'aide d'un parent, d'un ami, d'un passant.

« Une dame était poussée à jeter par la fenêtre un de ses enfants qu'elle aimait. Plus tard, poursuivie par l'idée de crever, avec des ciseaux, les yeux de ses enfants, elle frappait ou appelait quelqu'un lorsque, étant seule avec ses enfants, elle apercevait des ciseaux ». Quelques-uns (Glenadel) dès qu'ils sentent venir une crise paroxystique se font attacher.

D'ailleurs, l'obsédé comme le neurasthénique s'exagère son état. Il se croit plus dangereux qu'il ne l'est en réalité. Il a surtout besoin d'être rassuré contre lui-même. La preuve en est dans l'effet qu'une bonne parole, un soutien moral, un aide a sur l'état angoissant.

« Si l'entrainement était vraiment irrésistible, il ne suffirait pas comme cela arrive souvent pour l'empêcher, même durant les crises aiguës soit de quelques mots, soit d'un simple ruban entourant les pouces » (Pitres et Régis).

Les symptômes physiques qui accompagnent l'idée : anxiété précordiale, rougeur, pâleur, palpitations, essoufflement, sensations de vertige, menaces de syncope, etc., contribuent à effrayer l'obsédé.

Aussi telle est l'intensité des souffrances morales qu'ils éprouvent, que la plupart de ces malades parlent de mourir et de mettre fin à leur existence malheureuse.

Ces menaces ne sont pas toujours vaines, et le suicide est plus fréquent qu'on ne le pense généralement chez les obsédés.

MM. Pitres et Régis possèdent trois cas de suicide et plusieurs tentatives. Plus loin nous publions l'observation (II) d'une femme obsédée de l'idée de tuer son mari et qui menace d'en finir avec la vie. Il faut tenir compte dans le cas particulier de ces menaces, à cause des antécédents de famille (deux tantes et une grand'mère du côté maternel, suicidées parce qu'elles étaient obsédées).

Remarquons, en passant, que le suicide est parfois paradoxal chez ces malades. Certains individus tourmentés par la phobie du suicide ou l'impulsion-suicide menacent de se suicider non pas pour céder à leur impulsion, mais pour mettre fin aux angoisses occasionnées par leur obsession.

L'obsédé est donc plus dangereux pour lui que pour les autres. Le vrai obsédé homicide se suicide plus souvent qu'il ne tue. Il n'en est pas cependant toujours ainsi ; et il existe des observations incontestables de meurtres commis par des obsédés ; mais on peut affirmer presque à coup sûr que ce n'est pas l'obsession pure. La résistance de la volonté se trouve, dans ces cas, entamée et affaiblie par diverses causes qui ajoutent leur appoint à l'obsession. Les causes sont nombreuses ; certains états physiologiques comme la menstruation, la ménopause provoquent des crises paroxystiques d'obsession. La grossesse surtout, par les modifications qu'elle imprime à l'organisme et son retentissement sur le système nerveux, fait éclater souvent un état d'anxiété latente sur lequel se greffe une obsession (Obs. IV).

Marie a rapporté le procès qui fut instruit en 1854 devant la Cour d'assises de l'Aube. Une femme enceinte, ayant des *antécédents héréditaires fâcheux*, présentant parfois de la tristesse et paraissant idiote dans certains moments, fut accusée d'avoir empoisonné son mari. Aucun motif ne l'avait portée à commettre ce crime et elle en avouait tous les détails, disant qu'elle avait formé son projet sous l'influence d'une impulsion irrésistible. Le jury rendit un verdict d'acquittement (DAGONET).

Les intoxications et en particulier l'intoxication alcoolique peuvent affaiblir la volonté et laisser l'obsédé sans résistance et sans défense.

« Thiel, âgé de quarante et un ans, est adonné à l'ivrognerie ; c'est du reste un homme laborieux, honnête, très attaché à sa famille ; sans être en état d'ivresse, il tue son fils, un enfant de cinq ans. Il regrette l'action qu'il a commise, mais il dit au juge d'instruction qu'il n'a pu faire autrement. Etant au lit, il se sentit pris tout à coup d'une telle anxiété qu'il tremblait de tout son corps et, en même temps, il sentit comme si quelqu'un lui disait : « Tu dois maintenant tuer immédiatement ton fils.

» Effrayé de cette horrible idée, il se lève et marche par la chambre, priant Dieu et disant : « Oh mon Dieu ! dois-je donc tuer mon enfant ! » Ensuite, il se couche après avoir caressé l'enfant, mais une fois au lit, il ressent la même anxiété, la même pression, et entend quelque chose lui dire impérieusement : « Tu dois immédiatement tuer ton fils ! »

» Ne pouvant plus résister, il se lève en chemise, prend de dessous le lit de ses deux filles la hache, et va vers le petit lit de son fils. Il était grand jour, la vue de son enfant l'émeut, ses larmes coulent, mais la résistance à l'impulsion homicide était impossible, il assène trois ou quatre coups de hache sur la tête de son enfant. Voyant le sang couler, il réveille une de ses filles et lui dit : « Va réveiller ta mère, dis-lui que je viens de tuer le petit Charles ! » Le crime accompli, il tombe dans un morne silence et ne peut pas comprendre comment il a pu en venir là. »(KNOPP, *Paradoxie de la volonté*).

Il en est de même d'une dégénérescence marquée, consécutive à une hérédité chargée, telle est l'observation de Ladame, que nous avons relatée plus haut.

« B..., intelligent, caractère franc, honnête; grand-oncle maternel aliéné, une tante paternelle s'est suicidée; elle était atteinte d'une véritable aliénation mentale partielle, une tante maternelle hystérique.

» Lui-même, hypocondriaque, avait eu la tendance du suicide. Il était sujet à des saignements de nez et avait une hypertrophie cardiaque.

» Sous l'influence d'une impulsion irrésistible, a fait feu sur sa belle-mère sans motif et se constitue immédiatement prisonnier (KESSEL).

Souvent, à ces prédispositions héréditaires, s'ajoutent des causes morales et un affaiblissement physique, suite de privations. Telle est l'observation suivante :

« Pagez est atteint d'une prédisposition héréditaire; par suite de *chagrins divers*, il devient triste, recherche la solitude; il portait du reste la plus grande affection à sa famille.

» C'est, dit-il, vers la fin de février que me vint l'idée de tuer mes enfants. Encore maitre de moi je ne pouvais dormir, je sentais comme un poids sur l'estomac; j'avais des maux de tête, *je ne mangeais plus*, j'oubliais même le tabac à priser, qui m'était plus nécessaire que le pain. Cet état n'a fait que croître et me dominer. Il y avait quatre ou cinq mois que j'étais tourmenté par ces pensées, je sentais que j'étais poussé, j'avais toujours la même pensée, j'essayais de me l'ôter, elle me revenait toujours, la nuit comme le jour et au travail. Pendant trois nuits, je me suis levé de mon lit pour tuer mes enfants. La première, je suis sorti dans ma cour pour tâcher de dissiper cette mauvaise pensée. Après une demi-heure, je rentre plus calme et je me couche. La seconde nuit, même sortie, puis je rentre allumer ma chandelle, je prends un rasoir qui était dans le meuble, je me promène de long en large le rasoir à la main, regardant mes enfants ardemment : j'ai placé le rasoir dans le buffet, puis je suis allé soigner mes bestiaux. Cette narration de la seconde nuit est entièrement fidèle, elle est consignée dans la déposition du fils qui avait suivi avec la plus grande émotion les mouvements du père, et qui le lendemain en avait fait part à ses sœurs, les engageant à quitter la maison.

» La troisième nuit, je suis sorti plusieurs fois et je suis rentré pour faire l'action, *j'étais prêt...* je suis rentré dans la chambre de mes enfants, tenant d'une main la chandelle, de l'autre la bêche... j'ai regardé si le fils était dans son lit, les rideaux étaient entr'ouverts, il n'y était pas. Ceux de mes filles étaient entr'ouverts aussi, j'ai bien vu qu'elles étaient dans leur lit ; je me suis approché, j'ai placé pour avoir plus de force le pied gauche sur la chaise qui était près du lit, et j'ai frappé à coups redoublés sur leur tête. Elles dormaient, elles n'ont fait aucun mouvement, je ne sais combien j'ai porté de coups.

» Avant le crime, je ne pensais qu'à le commettre et à m'enfuir ; après, je ne regardai pas même le cadavre, mais *j'ai éprouvé un très grand soulagement* qui a duré jusqu'à mon arrivée dans le bois. Alors je me suis senti faible, et je me suis écrié : « Je suis un homme perdu... ». Et plus loin il ajoute : « Il fallait que cela se fît, je n'ai pas pu m'empêcher de les tuer..... » (Rapp. méd. lég., Dr Payen ; *Ann. méd. psych.* 1862).

Tous ces cas ne sont pas de l'obsession pure. Le trouble mental est aggravé et la résistance de la volonté affaiblie ; ces troubles concomitants laissent ces malades sans défense, livrés à leurs impulsions.

« On ne peut appliquer de formule générale et unique à l'obsession. »

« C'est sur ces données qu'il convient de se décider et de conclure chez l'obsédé à un degré de responsabilité qui peut varier suivant les cas depuis la responsabilité à peu près entière jusqu'à l'irresponsabilité absolue, lorsque véritablement « il a été contraint par une force à laquelle il n'a pu résister ».

OBSERVATIONS

Observation I

(Communiquée par M. Régis.)

Phobie d'homicide.

A...., trente-sept ans, mécanicien. Père vivant, soixante-sept ans, impressionnable. Mère vivante, soixante ans, nerveuse. Il est l'aîné de six enfants, dont deux sœurs, une nerveuse, et quatre frères : l'un est excentrique, original, un autre égoïste. Jamais de graves maladies. Il ressent vivement les malheurs d'autrui ; pleure facilement et éprouve des sensations d'angoisse et d'oppression.

Il se plaint d'une sensation de vide à la tête. Rêves professionnels.

Il y a six mois, il perdait une fillette de deux ans et supporta ce malheur avec courage. Actuellement, il lui semble qu'il a derrière lui, en lui, une personne qui le pousserait à faire du mal à sa femme. Cette lutte entre cette obsession et sa volonté, le torture, le martyrise. Il est honteux d'avoir cette idée ; elle lui est venue et vient comme un éclair. Il pleurait craignant de succomber et *avait peur de faire du mal.*

Il aime beaucoup sa femme, c'est dire que cette obsession est particulièrement douloureuse. Afin d'éloigner cette idée, il travaille, car le travail le distrait.

Il ne peut voir les couteaux, même à table. Il en avait un dans sa poche et a été conduit à le jeter dans la rivière, parce que toutes les fois qu'il le touchait et le voyait il redoutait de s'en servir. Il ne peut également supporter la lecture des faits divers relatant des crimes.

Chose remarquable, la vue de sa femme le calme ; il lui a fait part de ses idées. C'est surtout loin d'elle qu'il a ces idées de mal faire.

Après des alternatives d'amélioration et d'aggravation, voulant enfin se calmer, il s'est jeté du haut d'une machine la tête la première sur les pavés, disant, « qu'un mal pourrait en enlever un autre ». Il voulait un jour se précipiter dans la rivière comme révulsion.

Il a eu des idées de suicide, mais a toujours lutté contre elles, parce qu'il ne veut pas entacher son nom. Malgré son idée, il dort bien. Il a rêvé pourtant une fois à son obsession.

Observation II

(Communiquée par M. Régis.)

Héréditaire. Obsessions (Phobie de l'adultère, de l'homicide). Désir de suicide.

Femme, trente ans. Hérédité chargée. Deux tantes maternelles et la grand'mère maternelle se sont suicidées, pendues, après avoir été obsédées. Elle-même est atteinte d'obsession.

Pendant longtemps, elle ne voulait pas venir seule à la ville. Elle se décida à venir, accompagnée d'un parent qui ne la quitta pas. Malgré cela, elle rentra très émue chez elle, se demandant avec angoisse si elle n'avait pas été accostée et doutant de l'avoir été... Elle eut ensuite l'obsession de la peur de tuer son mari, et n'ose pas voir des couteaux, des armes, etc.

Son angoisse est tellement insupportable, qu'elle dit « aimer mieux en finir et se tuer ».

Cette parole est dangereuse, vu les antécédents de famille dont elle ne connaît qu'un (une tante). Elle présente quelques symptômes hystériformes : impressionnabilité, bâillements, pleurs, irritabilité, rêves.

Observation III

(Communiquée par M. Régis.)

Phobie d'homicide. Peur de tuer son enfant.

Mme G..., trente-deux ans, bien réglée, un enfant bien portant, âgé de onze ans et demi. Pas de constipation, fourmillements dans les jambes.

Rachialgie. Se lamente toujours et pleure souvent. Il y a trois ans, très impressionnée par la perte d'un petit neveu, elle eut la sensation de boule (grosseur qui montait de l'estomac à la gorge).

Six mois après, en prenant un couteau, elle eut l'idée qu'elle allait tuer son enfant qui n'était pas là. Cette idée ne reparut pas et elle pouvait toucher des couteaux sans rien éprouver.

Quelque temps après, ayant pris en garde un enfant d'un an, presque de suite l'idée terrible lui revint. Elle cacha d'abord le couteau (le même), puis un bâton. Il lui sembla ensuite qu'elle était obligée de le jeter dans un puits.

Ne pouvant supporter ces angoisses morales, elle finit par rendre l'enfant au bout d'un mois et demi. Pendant ce temps, elle n'avait pas peur pour son enfant. Mais une fois l'enfant rendu, l'obsession se reporta à nouveau sur son propre enfant.

Quand elle touche le couteau, l'idée lui arrive de faire mal. Quand elle ne voit pas le couteau, elle n'y pense pas, et l'embrasse. Son obsession s'est étendue vis-à-vis de tout le monde, à sa sœur, son mari (moins), aux passants. Non seulement elle songe au couteau, mais à donner des coups de pied, et elle redoute surtout de donner des coups de pied dans la tête des enfants.

Elle a cru d'abord qu'elle était possédée et que le démon la commandait. On lui a tellement dit que c'était une maladie, qu'elle le croit. Cependant quelque chose lui dit : « Tu ne guériras pas ». Elle a peur surtout de faire du mal, et croit qu'elle n'a plus de sentiment, de sensibilité, qu'elle n'aime personne. Elle craint enfin de devenir folle.

Elle est dans un état permanent d'angoisse, d'anxiété ; quand l'idée arrive, son angoisse n'augmente pas. Dans le début, son cœur battait plus fort quand l'idée venait. Une chose la rassure : « Il y a si longtemps que j'ai cette idée, dit-elle, sans n'avoir jamais rien fait, que peut-être je ne l'exécuterai pas. »

Observation IV

(Communiquée par M. le Dr Régis.)

Mme P..., vingt-trois ans, mariée il y a deux ans.

Antécédents héréditaires. — Père, cinquante-quatre ans (maladie d'estomac), un peu nerveux, vif. Mère, cinquante-deux ans, pas nerveuse, très calme. Deux sœurs ; la seconde très anémique, très nerveuse (peur des voleurs, poussant les meubles contre les portes, phobie de la mort). L'autre est bien.

Antécédents personnels. — Jamais malade, réglée à quatorze ans. Dans le cours de sa grossesse, un matin en se réveillant, elle éprouva un sentiment d'aversion pour son mari et le désir de le tuer, ou plutôt il lui semblait qu'elle allait le tuer. Cette idée est devenue une obsession. Elle y pensait nuit et jour. Il lui semblait qu'elle détestait son mari et qu'elle voulait le tuer, mais elle l'embrassait en pleurant.

Devenue très nerveuse, un rien la contrariait. Enfin, au cinquième mois, elle eut un soir une crise nerveuse (crispation, tiraillement des membres, oppression, boule, puis pleurs et détente). Pendant sa grossesse elle eut trois crises analogues. Accouchement normal, suites de couches bonnes. Elle a voulu nourrir son enfant.

Après l'accouchement elle éprouva quelques maux de tête. L'idée fixe a duré jusqu'au lendemain de l'accouchement. Elle a été substituée par la crainte de rester seule avec l'enfant. Il lui semble que, *sans le vouloir*, elle va lui faire du mal, le tuer, qu'elle ne l'aime pas. Elle pleure et se trouve soulagée.

Chose curieuse, elle peut voir sans angoisse la tête et le corps de son enfant. Mais la vue du cou la met dans un état d'anxiété inexprimable.

Elle demande si elle ne risque rien en gardant l'enfant ? Sur la réponse négative du médecin, qui la rassure en lui disant qu'on lui laisse son enfant, elle s'en va rassurée et contente.

CONCLUSIONS

1° L'historique nous a montré comment les impulsions symptomatiques des divers états morbides, d'abord confondues, se sont nettement séparées et différenciées.

L'obsession, d'abord méconnue, prit rang tardivement dans le cadre nosologique.

2° Les impulsions, dans les principaux états morbides, ont des caractères propres qui permettent, le plus souvent, par l'examen des circonstances qui précèdent, accompagnent ou suivent l'exécution, de diagnostiquer l'affection.

Mais telle est parfois la difficulté de reconnaître l'insanité des actes délictueux et criminels, que nous concluons, avec beaucoup d'auteurs, à la nécessité de l'examen médico-légal obligatoire des prévenus.

3° Il n'y a pas, selon nous, de démarcation tranchée entre l'obsession phobique et l'obsession impulsive. Elles sont toutes deux accompagnées d'une tendance à l'acte.

4° Quant aux obsédés à tendances homicides, à l'encontre de beaucoup d'auteurs, nous croyons qu'ils cèdent rarement à leurs impulsions, et seulement quand d'autres facteurs apportent leur appoint à l'obsession.

Vu bon à imprimer :
Le Président,
P. MORACHE.

Bordeaux, le 24 novembre 1897
Vu et permis d'imprimer :
Pour le Recteur,
L'Inspecteur d'Académie délégué,
A. GILLES.

Vu :
Le Doyen,
A. PITRES.

INDEX BIBLIOGRAPHIQUE

AMERIC. — Responsabilité (Th. Toulouse, 1895).

AUBANEL. — Mémoire médico-légal sur un cas de folie homicide, 1849.

BAILLARGER. — Essai sur une classification des différents genres de folie (*Ann. méd. psych.*, 1853).

BARIOD. — Etude sur les monomanies instinctives (Th. Paris, 1852).

BLAISE. — Impulsions (Th. Paris, 1887).

BLANCHE (E.). — Homicide commis par les aliénés, 1878.

BONNET (Aug.).—Considérations médico-légales sur la monomanie homicide, 1839.

BONNET (H.). — L'aliéné devant lui-même, 1866.

BOURDIN (V.). — De l'impulsion et spécialement de ses rapports avec le crime (Th. Paris, 1894).

BRIERRE DE BOISMOND. — De l'état des facultés dans les délires partiels (*Ann. méd. psych.*, 1853).

DAGONET. — Des impulsions dans la folie et de la folie impulsive (*Ann. méd. psych.*, 1870).

DUBUISSON (J.). — Dissertation sur la manie, 1812.

DELASIAUVE. — De la monomanie au point de vue psychologique et légal (*Ann. méd. psych.*, 1853).

ESQUIROL. — Traité des maladies mentales, 1827.

FALRET. — Les obsessions intellectuelles et émotives (Congr. int. de Méd. mentale, 1889).

FODÉRÉ. — Essai médico-légal sur la folie. Traité du délire, 1817.

FOVILLE (Ach.). — Art. folie (Dict. de méd. et de chir. pratiques).

GEORGET. — Examen médical des procès criminels.

— Discussion médico-légale sur la folie, 1820.

KESSEL. — Obsessions et impulsions. Essai étiologique (Th. Montp., 1895).

LADAME. — L'obsession du meurtre (Congr. d'Anthr. criminelle, Brux. 1892).

LEGRAND DU SAULLE. — La folie devant les tribunaux.

Linas. — Homicide (Dict. Enc.).

Le Mesle — Les irresponsables devant la loi (Th. Paris, 1895).

Leroy. — Persécutés-persécuteurs (Th. Paris, 1895).

Magnan. — L'obsession criminelle morbide (Congr. d'Anthrop. crim., Brux. 1892).

— Leçons cliniques sur les maladies mentales, 1893.

Marc. — Traité de la folie considérée dans ses rapports avec les questions médico-légales, 1840.

Morel. — De la folie raisonnante (*Ann. méd. psych.*, 1866).

— Du délire émotif (*Arch. gén. de médecine*, 1866).

Parrot (H.). — Sur la monomanie homicide (Th. Paris, 1832).

Pelegry. — De l'homicide chez les persécutés (Th. Paris, 1886).

Parant (V). — Impulsions épileptiques (Congrès de Bordeaux, 1895).

Pinel. — Traité sur la manie, An IX.

Pitres (A.) et Régis (E.). — Séméiologie des obsessions et des idées fixes (Congrès int. de médecine, Moscou, 1897).

Regnault (El.). — Compétence des médecins dans les questions judiciaires relatives aux aliénations mentales, 1830.

Régis. — Manuel pratique des maladies mentales.

Riant (A.). — Les irresponsables devant la justice, 1888.

Ritti (Ant.). — Dictionnaire encyclopédique.

Séglas. — Leçons cliniques sur les maladies mentales.

Serre. — Des crimes et des délits dans le délire alcoolique aigu (Th. Paris, 1895).

Sipp (Al.). — Des aliénés dangereux (Th. Lyon, 1895).

Thibaud. — Les aliénés devant la justice (Th. Paris, 1895).

Bordeaux. — Imprimerie du Midi, P. Cassignol, 91, rue Porte-Dijeaux.

FACULTÉ DE MÉDECINE ET DE PHARMACIE DE BORDEAUX

ANNÉE 1897-1898 N° 1

DE L'ARTHROTOMIE POUR LA RÉDUCTION DES LUXATIONS ANTÉRO-INTERNES DE L'ÉPAULE

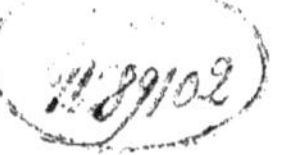

THÈSE POUR LE DOCTORAT EN MÉDECINE

Présentée et soutenue publiquement le 5 novembre 1897

PAR

Gaston LEGROS

NÉ A BORDEAUX (Gironde), LE 19 DÉCEMBRE 1871

Ex-Interne des Hôpitaux
Lauréat de la Faculté de Médecine (Mention honorable du Conseil Général de la Gironde 1895)
Lauréat des Hôpitaux (Médaille d'Argent 1895)
Membre de la Société d'Anatomie et de Physiologie de Bordeaux.

Examinateurs de la thèse... MM. DEMONS, professeur, *Président.*
MOUSSOUS, profess. } *Juges.*
POUSSON, agrégé.
BINAUD, d°

Le Candidat répondra aux questions qui lui seront faites sur les diverses parties de l'enseignement médical.

BORDEAUX

IMPRIMERIE NOUVELLE DEMACHY, PECH ET Cie

16 — RUE CABIROL — 16

1897

FACULTÉ DE MÉDECINE ET DE PHARMACIE DE BORDEAUX

M. PITRES .... Doyen.

PROFESSEURS :

MM. MICÉ.............. }
AZAM............. } Professeurs honoraires.
DUPUY .... }

	MM.		MM.
Clinique interne	PICOT. PITRES.	Physiologie..........	JOLYET.
		Hygiène.............	LAYET.
Clinique externe ...	DEMONS. LANELONGUE	Médecine légale......	MORACHE.
		Physique............	BERGONIÉ.
Pathologie interne ...	N...	Chimie..............	BLAREZ.
Pathologie et Thérapeutique générales.	VERGELY.	Histoire naturelle....	GUILLAUD.
		Pharmacie	FIGUIER.
Thérapeutique........	ARNOZAN.	Matière médicale.....	DE NABIAS
Médecine opératoire..	MASSE.	Médecine expérimentale..	FERRÉ.
Clinique d'accouchements.	MOUSSOUS.	Clinique ophtalmologique.	BADAL.
Anatomie pathologique...	COYNE.	Clinique des maladies chirurgicales des enfants...........	PIÉCHAUD.
Anatomie...........	BOUCHARD.		
Anatomie générale et Histologie.........	VIAULT.	Clinique gynécologique ..	BOURSIER.

AGRÉGÉS EN EXERCICE

SECTION DE MÉDECINE (*Pathologie interne et Médecine légale.*)

MM. MESNARD. CASSAËT. AUCHÉ.

MM. SABRAZÈS. LE DANTEC

SECTION DE CHIRURGIE ET ACCOUCHEMENTS

Pathologie externe { MM. VILLAR. BINAUD. BRAQUEHAYE.

Accouchements. { MM. RIVIÈRE. CHAMBRELENT.

SECTION DES SCIENCES ANATOMIQUES ET PHYSIOLOGIQUES

Anatomie........ { MM. PRINCETEAU. CANNIEU.

Physiologie...... MM. PACHON.
Histoire naturelle BEILLE.

SECTION DES SCIENCES PHYSIQUES

Physique... .... MM. SIGALAS.
Chimie et Toxicologie. DENIGÈS.

Pharmacie ...... M. BARTHE.

COURS COMPLÉMENTAIRES

	MM.
Clinique interne des enfants..........................	MOUSSOUS.
Clinique des maladies cutanées et syphilitiques	DUBREUILH
Clinique des maladies des voies urinaires	POUSSON.
Maladies du larynx, des oreilles et du nez..............	MOURE.
Maladies mentales...	RÉGIS.
Pathologie externe	DENUCÉ.
Accouchements....................................	RIVIÈRE.
Chimie	DENIGÈS.

Le Secrétaire de la Faculté, LEMAIRE.

A MON PÈRE ET A MA MÈRE

A LA MÉMOIRE DE MA GRAND'MÈRE

A MON GRAND-PÈRE

A MES PARENTS

A MES AMIS

A MES CAMARADES DE L'INTERNAT

A MON PRÉSIDENT DE THÈSE

MONSIEUR LE DOCTEUR A. DEMONS

Professeur de Clinique chirurgicale à la Faculté de Médecine de Bordeaux,
Officier de la Légion d'honneur, Officier de l'Instruction publique,
Membre correspondant de l'Académie de Médecine, etc.

DE

L'ARTHROTOMIE

POUR LA

RÉDUCTION DES LUXATIONS ANTÉRO-INTERNES

DE L'ÉPAULE

INTRODUCTION

Depuis une quinzaine d'années, la question de l'intervention sanglante au sujet des luxations, dites irréductibles, de l'épaule, est constamment à l'ordre du jour. Il suffit de parcourir rapidement les procès-verbaux de nos Sociétés savantes pour voir combien ce sujet a soulevé de polémiques dans le monde médical, combien il a passionné anatomistes et cliniciens. D'ailleurs, l'étude des causes de l'irréductibilité des luxations anciennes de l'épaule, nous a valu, entre autres travaux importants, deux mémoires originaux d'une incontestable valeur : nous voulons parler du mémoire de Ch. Nélaton paru en 1888 et de celui de Pierre Delbet paru en 1893. Si nous tenons à mettre ces deux noms en tête de notre modeste travail, c'est que nous nous sommes fortement inspiré des idées de ces deux maîtres et que nous leur avons fait de larges emprunts.

Les premières méthodes sanglantes employées pour la réduction des luxations anciennes de l'épaule sont de suite tombées en discrédit. C'est que l'ostéoclasie manuelle ou instrumentale avec recherche d'une pseudarthrose *in situ*, l'ostéoclasie systématique avec abandon de la tête humérale dans son siège anormal et réduction du fragment inférieur dans la cavité glénoïde, ou l'ostéotomie sous-cutanée de l'humérus, sont des procédés qui répugnent à la chirurgie moderne et ne sont plus en rapport avec les idées régnantes. Il en est de même de la ténotomie ou section sous-cutanée des tendons ou des brides fibreuses de néoformation qui empêchent la réduction, procédé remis en vigueur par Polaillon en 1882 et défendu chaudement par D. Mollière (de Lyon) au Congrès de chirurgie de 1886, — procédé mauvais, selon nous, parce qu'il est aveugle et que, par ce fait, il expose à la section du tendon de la longue portion du biceps, à la blessure des vaisseaux axillaires et des nerfs de la région.

Aujourd'hui, tous ces procédés ont vécu. C'est à l'intervention large, à ciel ouvert, que l'on a recours. Dans cette nouvelle voie, deux méthodes seules restent en présence : l'arthrotomie et la résection de la tête humérale.

L'arthrotomie paraît être, au premier abord, une opération vraiment idéale. Voici, par exemple, une luxation de l'épaule pour laquelle toutes les tentatives de réduction par les procédés ordinaires ont échoué. Quoi de plus simple, en vérité : on ouvre largement l'articulation en un point quelconque, on met ainsi à nu la tête humérale, on la libère de ses adhérences, on dégage la cavité glénoïde, et enfin on remet la tête humérale en place.

Malheureusement, les choses ne se passent pas aussi simplement, et cette opération qui, comme nous le répétons, paraît idéale au premier abord, n'est pas toujours possible et se termine quelquefois par la résection de la tête humérale. Mais, comme le dit Delbet (1), « l'arthrotomie est nécessairement le

(1) In *Arch. gén. de Méd.*, 1893, p. 150.

premier temps de l'opération, car il faut bien commencer par ouvrir largement la néarthose ; on agit ensuite comme on peut ; on réduit si c'est possible, on résèque dans le cas contraire. L'arthrotomie est le moyen, la réduction le but, la résection l'expédient. »

Le plus souvent, on ignore la nature de l'obstacle qui s'oppose à la réduction. Il faut donc naturellement adopter un plan opératoire qui n'engage à rien et qui permette de remplir au fur et à mesure les différentes indications qui pourront se présenter. Nous nous heurtons immédiatement à deux ordres de raisons qui commandent le manuel opératoire de l'arthrotomie ; premièrement, des raisons d'ordre anatomo-pathologique, secondement, des raisons d'ordre purement anatomique. Après les avoir étudiées, nous espérons nous faire une idée de la manière la plus rationnelle de pratiquer l'arthrotomie. Tel sera le plan de la première partie de notre travail. Dans la seconde partie, partie essentiellement clinique et expérimentale, nous verrons ce qui a été fait et les résultats qui ont été obtenus. Enfin nous nous efforcerons de tirer des conclusions.

Voici quelle sera la division de notre travail :

I. — Anatomie pathologique des luxations de l'épaule. — Des causes d'irréductibilité.

II. — Anatomie topographique de la région scapulo-humérale.

III. — Du choix de l'incision. — Historique.

IV. — Des procédés à incision transversale. — Observations.

V. — Expériences cadavériques. — Résection temporaire de l'apophyse coracoïde.

VI. — Indications. — Manuel opératoire. — Traitement post-opératoire. — Résultats.

Conclusions.

Avant de commencer notre travail, jetons un rapide coup d'œil en arrière et remercions les maîtres qui nous ont aidé de leurs bons conseils et de leurs savantes leçons : MM. les Drs Dudon, Verdalle, MM. les professeurs agrégés Rivière et Pousson, MM. les professeurs Lanelongue et Picot.

Merci également à nos vaillants chefs de conférences d'internat : M. le professeur agrégé Binaud, MM. les Drs Chavannaz, Bitot et Carrière.

Nous n'oublierons pas le temps que nous avons passé comme interne provisoire à la clinique ophtalmologique de M. le professeur Badal; nous lui saurons toujours gré de la bienveillance qu'il a eue pour nous.

Nous quittons avec regret un maître bien cher et bien-aimé : nous avons nommé M. le professeur Arnozan. Il ne nous en voudra pas de rappeler ici la modestie du savant et l'affabilité du maître.

Enfin, nous remercions M. le professeur Demons de l'honneur qu'il nous fait en acceptant la présidence de notre thèse. C'est lui qui nous a suggéré ce travail et qui nous en a facilité la tâche.

CHAPITRE PREMIER

Anatomie pathologique des luxations de l'épaule.

Des causes d'irréductibilité.

Au point de vue anatomo-pathologique, les luxations de l'épaule doivent être rangées en deux grandes catégories : les luxations récentes et les luxations anciennes. Nous devons évidemment les étudier toutes les deux, car toutes les deux peuvent, dans une certaine mesure, bénéficier de l'arthrotomie. Il n'est certainement pas dans les usages de recourir d'emblée à une intervention sanglante dans les cas récents de luxation de l'épaule. L'arthrotomie ne paraît fatalement indiquée que si, après insuccès des méthodes ordinaires de réduction, l'extrémité supérieure de l'humérus détermine par sa nouvelle situation des symptômes alarmants de compression vasculaire et nerveuse. Mais cependant, si après avoir mis en œuvre tous les procédés connus, méthodes de douceur et méthodes de force, pour réduire une luxation scapulo-humérale ordinaire, non compliquée, si donc on n'arrive à aucun résultat, même avec le bénéfice de l'anesthésie, la raison et la conscience commandent l'urgence, et il y a lieu d'opérer.

Or, les lésions anatomo-pathologiques diffèrent, on le comprend, pour les luxations récentes et les luxations anciennes;

nous allons donc successivement les étudier, mais seulement à un point de vue très général : nous n'avons pas l'intention de faire l'étude anatomo-pathologique de chaque variété de luxation. Disons de suite que, dans ce travail, nous ne nous occupons que des luxations antéro-internes de l'épaule et que nous omettons à dessein les luxations compliquées de fracture de l'extrémité supérieure de l'humérus.

§ 1. — Luxations récentes.

Les luxations récentes peuvent devenir rapidement irréductibles, et ce, par des raisons physiologiques, de peu d'importance, il est vrai, grâce à l'action de l'anesthésie, et par des raisons mécaniques.

Voyons d'abord les premières. Lorsqu'une luxation vient à se produire, les muscles préarticulaires offrent des états de tension différents. Les études anatomiques faites sur des luxations récentes, les observations d'intervention sanglante pour luxations récentes montrent que les uns sont fortement tendus et tiraillés, tandis que d'autres sont raccourcis et relâchés. Ainsi, dans les luxations scapulo-humérales en avant et en dedans, les muscles sus-épineux, sous-épineux et petit rond sont soulevés par la tête humérale luxée et très tendus, tandis que le muscle sous-scapulaire est flasque et relâché. Cet état permanent de tension détermine au niveau de ces muscles ecchymosés, contus par le traumatisme causal, un certain degré de contracture d'abord passager, intermittent, puis continu, constant, presque tétaniforme. Mais cette contracture n'est guère un obstacle pour le chirurgien. Aujourd'hui, grâce à l'anesthésie qui rend les muscles inertes, la ***contractilité musculaire*** contribue peu pour sa part à l'irréductibilité. C'est donc une cause qui ne nous intéresse nullement.

Il n'en est pas de même des raisons mécaniques.

Contractilité mise de côté, les ***muscles,*** par leur état de tension, peuvent devenir de véritables ligaments d'arrêt. En effet, ils perdent leur élasticité, ils deviennent inextensibles lorsqu'ils sont arrivés à leur maximum d'allongement.

Les ***tendons*** eux-mêmes sont susceptibles de causer l'irréductibilité; en particulier le tendon de la longue portion du biceps peut, en se luxant, devenir un obstacle passif en s'interposant entre la tête humérale et sa cavité de réception.

C'est encore ce qui arrive lorsque des ***tubercules osseux*** arrachés par le traumatisme, le trochin, le trochiter par exemple, s'insinuent dans la glène; par leur présence, ils empêchent la réduction.

La ***capsule articulaire,*** déchirée presque toujours en avant et en dedans, sauf dans les luxations sous-capsulo-périostées dans lesquelles on ne constate aucune déchirure du manchon capsulaire, mais plutôt une désinsertion d'une partie du bourrelet glénoïdien et un décollement du périoste préarticulaire sous lequel la tête s'insinue, la capsule, disons-nous, peut également être un obstacle à la réduction. D'abord, il est fort possible que, dans les manœuvres de réduction les plus raisonnées et les mieux conduites, on ne puisse retrouver la boutonnière que la tête humérale a franchie pour sortir et qu'elle doit franchir de nouveau, en l'agrandissant, pour rentrer dans la cavité glénoïde.

Enfin, les ***os*** eux-mêmes, par leurs saillies, leurs crêtes, leurs apophyses, peuvent empêcher la réduction, même dans les luxations récentes. Mais nous n'insistons pas; nous nous occuperons de cette cause d'irréductibilité à propos des luxations anciennes.

Dans ce court aperçu, nous venons de voir que la tête humérale, récemment luxée, peut affecter avec les tendons, les muscles, les saillies même de voisinage, des rapports qui ne lui permettent pas de revenir à sa place normale.

§ 2. — Luxations anciennes.

Des raisons d'ordre uniquement mécanique contribuent à l'irréductibilité des luxations anciennes de l'épaule. A priori, nous basant sur les mémoires déjà publiés sur cette question, sur les quelques observations qui figurent dans notre thèse et sur les travaux personnels que nous avons entrepris à ce sujet, nous attribuons l'irréductibilité des luxations de l'épaule aux causes suivantes :

1° A un processus de sclérose qui atteint les muscles périarticulaires, déplacés ou non, et qui aboutit à la rétraction musculaire définitive ;

2° A des ligaments, à des adhérences fibreuses de nouvelle formation qui fixent la tête humérale déplacée dans sa nouvelle situation ;

3° Aux modifications survenues dans les lèvres de la déchirure capsulaire ou dans la capsule articulaire tout entière ;

4° Aux saillies et aux apophyses osseuses (trochin, trochiter, bec de l'acromion, bec de la coracoïde) ;

5° A des déformations des surfaces articulaires (tête humérale et cavité glénoïde) consécutives à la luxation.

Nous allons examiner successivement ces différents points :

I. Muscles. — Une complication qui se présente relativement peu souvent (environ une fois sur dix suivant nos recherches) est la luxation du tendon de la longue portion du biceps. Nous en avons déjà dit un mot à propos des luxations récentes. A part quelques cas heureux dans lesquels on a pu contourner l'obstacle, la luxation est devenue irréductible par les moyens ordinaires. Qu'arrive-t-il, en effet? Le tendon ainsi luxé depuis longtemps s'accommode à sa nouvelle situation où il se fixe solidement par des adhérences fibreuses de nouvelle formation. La rétraction inévitable du corps musculaire bicipital aidant, le tendon de la longue portion du biceps représente, en dernier terme, une corde rigide, fortement tendue, absolument inextensible, contre laquelle butteront en vain la tête humérale ou le col chirurgical dans les tentatives de réduction.

Nous venons de parler de rétraction musculaire. En effet, les muscles périarticulaires se rétractent à la longue. De deux choses l'une, par le fait de la luxation, ou bien les muscles sont tendus, ou bien ils sont relâchés. Les muscles qui sont fortement tendus perdent leur élasticité et deviennent inextensibles : ils agissent comme des ligaments d'arrêt. Les muscles qui sont au contraire relâchés, de par la loi de l'accommodation, se font à leur nouvel état : ils se raccourcissent peu à peu, et comme ils sont pour la plupart ou contus, ou déchirés, plus ou moins traumatisés, « au processus biologique de raccourcissement s'ajoute un processus pathologique de sclérose dont le terme est la rétraction musculaire » (1).

II. Adhérences. — D'une manière générale, quand des extrémités osseuses luxées n'ont pas été réduites, bientôt surviennent des phénomènes dont le résultat est d'une part la fixation des parties dans leur nouvelle situation, d'autre part l'oblitération, le rétrécissement, l'effacement progressif de l'ancienne cavité de réception. Des moyens de fixité puissants s'organisent (ligaments de formation nouvelle), des cavités se creusent, les surfaces en contact s'accommodent les unes aux autres, et le résultat de ce travail est en somme la formation d'articulations fort irrégulières, mais solidement construites. Il en est ainsi de l'articulation scapulo-humérale. Quelle que soit la variété de la luxation, la tête de l'humérus déplacée, agissant comme un corps étranger au milieu de tissus traumatisés, détermine tout d'abord une réaction inflammatoire assez vive qui fait bientôt place à un processus définitif de sclérose. Polaillon (2) attribuait une importance considérable à l'existence de ces brides fibreuses, de ces adhérences qui se forment autour de la tête humérale luxée, et affirmait que c'était là la principale cause d'irréductibilité. C'est pourquoi il préconisa, en 1882, son procédé de section sous-cutanée des tendons et des brides fibreuses de néoformation. Sans prétendre avec Polaillon, puis avec D. Mollière (3), que cette néocapsule est un

(1) In Delbet. *Arch. gén. de Médecine*, 1893, p. 32.

(2) Polaillon. *Bulletin de la Soc. de Chirurg.*, 1882.

(3) D. Mollière. « De l'intervention opératoire dans les luxations traumatiques irréductibles » ; communication au Congrès français de Chirurgie, 1886.

obstacle absolument irréductible, sans éliminer, comme a voulu le faire Nélaton (1), cette cause d'irréductibilité, nous voulons garder un juste milieu. Il y a lieu de tenir compte de cette sorte d'ankylose fibreuse périphérique qui, dans les très vieilles luxations, résiste aux efforts les plus violents et immobilise la tête d'une manière irrémédiable. Du reste, cette néocapsule peut atteindre 2 ou 3 millimètres d'épaisseur et plus même; elle est donc fort résistante, et pour dégager la tête dans les réductions sanglantes, on est obligé de la sectionner.

Ces adhérences de nouvelle formation constituent à la longue le manchon fibreux de la fausse articulation. A sa formation concourent à la fois les débris de la capsule, les tendons, les muscles, le périoste et le tissu cellulaire voisin. Il représente, comme l'a fort bien décrit J. Hennequin (2), « un cylindre creux, fixé par son extrémité inférieure à l'humérus, immédiatement en dessous du col anatomique; par son extrémité supérieure, à des parties variables du scapulum ». On peut, dans les premiers mois, imprimer à la tête humérale qui se trouve enfermée dans cette cavité quelques mouvements passifs, de peu d'étendue. Mais, la luxation vieillissant, la surface articulaire de la tête de l'humérus contracte avec ce cylindre fibreux des adhérences qui compliquent singulièrement le travail de l'opérateur.

III. Capsule. — Que se passe-t-il au niveau du manchon capsulaire, lorsqu'une luxation scapulo-humérale se produit? Par la violence du traumatisme, la tête sort de la cavité glénoïde, et pour cela, sauf dans les luxations sous-capsulo-périostées, elle est obligée de perforer la capsule articulaire. Cette perforation, dont le siège varie avec les variétés de luxation, affecte la forme d'une fente longitudinale, d'une boutonnière plus ou moins large dont les bords enserrent la tête humérale. Ces bords restent souples et élastiques dans les premiers jours

(1) Nélaton. *Arch. gén. de Médecine,* 1888.

(2) J. Hennequin. « Luxations récentes de l'épaule »; in *Revue de Chirurgie,* 1890.

qui suivent l'accident; plus tard, un processus de sclérose épaissit en les raccourcissant les lèvres de la boutonnière capsulaire, et désormais celle-ci ne peut plus laisser passer la tête sans être déchirée ou sectionnée. Enfin, la sclérose qui n'avait d'abord atteint que les lèvres de la capsule s'étend à la capsule tout entière qui se recroqueville sur elle-même et comble en partie la cavité glénoïde. Dès ce moment, le contenant étant beaucoup plus petit que le contenu, il devient de toute impossibilité, sans intervention sanglante, de remettre toutes choses en état.

Nélaton (1) a fort bien étudié dans son mémoire cette évolution sclérogène de la capsule articulaire; voici d'après lui quelle serait la succession des faits :

1° Resserrement cicatriciel des lèvres de l'ouverture qui a donné issue à la tête. — Étranglement de cette tête. — État qui correspond à des luxations qui sont plus ou moins difficiles à réduire, mais qui peuvent être réduites;

2° Extension du travail de rétraction des lèvres de la boutonnière à la totalité de la capsule. — Effacement de la cavité capsulaire. — État qui correspond à des luxations impossibles à réduire sans intervention sanglante.

Nous n'ajouterons qu'un mot : nous admettons parfaitement avec Delbet, et nous l'avons établi plus haut, que le tissu fibreux de nouvelle formation qui entoure les extrémités luxées intervient pour une bonne part dans ce resserrement de la capsule. La rétraction capsulaire qui fait perdre à la tête humérale tout droit de domicile est donc due, en réalité, à deux causes : d'une part à la couche fibreuse néoformée qui enserre la capsule et la force à se plisser; d'autre part, à la sclérose de la capsule elle-même.

IV. Saillies osseuses. — Nous avons relevé dans les autopsies de sujets porteurs de vieilles luxations, aussi bien que dans les observations d'arthrotomie ou de résection pour

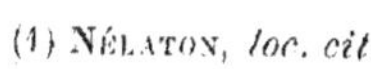

(1) Nélaton, *loc. cit.*

luxation ancienne de l'épaule, nombre de cas d'irréductibilité dus aux saillies osseuses normales, auxquelles venaient se joindre d'ailleurs toutes les autres causes que nous avons énumérées ci-dessus.

Dans quelques cas, la luxation était extra-coracoïdienne, et la coulisse bicipitale, déshabitée par le tendon de la longue portion du biceps rupturé ou luxé, servait de lit, de gouttière, au rebord antérieur de la cavité glénoïde, si bien que la grosse tubérosité de l'humérus avait pris la place de la tête dans la capsule glénoïdienne et s'y était fixée par des liens puissants. A elle seule, la grosse tubérosité de l'humérus empêchait la réduction. Il fallut, pour réintégrer la tête, pratiquer la résection de cette tubérosité. Dans d'autres observations, terminées par résection de l'épaule, on comprend que la résection du trochiter ou du trochin, l'abrasion des lèvres de la coulisse bicipitale, eussent peut-être suffi pour amener la réduction sans mutilation.

Dans les luxations intra-coracoïdiennes ou sous-claviculaires, il est quelquefois impossible de faire avancer la tête humérale, grâce à la présence de la forte apophyse coracoïde qui oppose une barrière infranchissable à la tête qui vient inutilement butter contre elle. Nous avons remarqué que, dans ces cas, l'opération s'était achevée par une résection de la tête humérale.

Il nous a paru intéressant de relever ces faits. Pourquoi ne pas réséquer le trochin, le trochiter, avant de battre en retraite et de pratiquer sans réfléchir la résection de l'épaule? Pourquoi, surtout dans les luxations intra-coracoïdiennes, ne pas songer à faire sauter l'obstacle à la réduction, l'apophyse coracoïde? Les résections partielles de la tête humérale ont été faites plusieurs fois; mais jamais, croyons-nous du moins, la résection de l'apophyse coracoïde n'a été pratiquée pour un fait semblable. Nous verrons plus loin que cette opération est des plus faciles et qu'elle simplifie beaucoup la réduction.

V. Déformations des surfaces articulaires. — Les déformations articulaires, que l'on ne constate que dans les luxations anciennes, portent sur l'extrémité supérieure de l'humérus d'une part, et d'autre part sur le scapulum. Ces déformations ont été étudiées dans les autopsies de sujets porteurs de luxations anciennes.

Suivant la variété de la luxation, le siège et la disposition des lésions sont différents; mais d'une façon générale, le même type se retrouve dans toutes les variétés. D'un côté, ce sont des dépressions, résultant de l'usure provoquée par le frottement de parties saillantes; de l'autre, on constate des hypertrophies osseuses partielles, sortes de végétations osseuses développées autour de la cavité glénoïde ou de la tête humérale aux dépens de débris périostiques partiellement détachés par la violence du traumatisme causal. Ces productions osseuses, véritables ostéophytes, ces dépressions, véritables cavités articulaires de nouvelle formation, affectent les dispositions les plus variables.

Dans la luxation extra-coracoïdienne, le bord antérieur de la cavité glénoïde se trouve déprimé en godet, tandis que la sphère humérale est fortement aplatie. Elle présente quelquefois vers sa partie postérieure un véritable sillon, une *dépression en quartier d'orange* qui correspond à l'angle saillant, sorte d'arête vive qui sépare la nouvelle glène de l'ancienne cavité glénoïde.

Dans la variété sous-coracoïdienne, les mouvements de la tête humérale, pour si peu étendus qu'ils soient, usent l'extrémité de l'apophyse coracoïde, laquelle, plus ou moins émoussée, présente une facette assez lisse correspondant à la tête déplacée. La tête humérale, au contraire, offre à ce niveau une sorte de trou dans lequel s'engage l'apophyse coracoïde. Nous rapportons ici le fait d'Ollier (1), qui, en 1886, dans une tentative de réduction par l'arthrotomie, dut terminer l'opération par la résection de la tête humérale. « La difficulté de la réduction était due à l'apophyse coracoïde qui s'était creusé une dépression dans la tête humérale. »

Ces mêmes lésions existent, à peu de chose près, dans la

(1) Cité par Delbet, *loc. cit.*

luxation intra-coracoïdienne. Le bord interne de l'apophyse coracoïde s'articule pour ainsi dire avec la tête humérale en se creusant une gouttière longitudinale à ce niveau. C'est dans cette variété de luxation, ainsi que dans la précédente et dans la suivante, que, étant données ces lésions, on comprend la nécessité de la résection temporaire de l'apophyse coracoïde.

Enfin, dans la luxation sous-claviculaire, qui n'est qu'un degré de plus que la précédente, la tête atrophiée est reçue dans une cavité osseuse entourée d'un rebord complet comprenant d'un côté le bord interne de l'apophyse coracoïde, de l'autre le bord antérieur de la clavicule.

Dans ces trois dernières variétés, que devient la cavité glénoïde ? Elle se comble progressivement d'après les divers processus que nous avons indiqués dans ce chapitre et elle subit elle aussi un certain degré d'atrophie. Dans les très anciennes luxations, la glène humérale « prend la forme d'un croissant à concavité antérieure plus étroit en bas qu'en haut, et, dans les cas extrêmes, elle est réduite à un simple bord » (1). Évidemment, lorsque la déformation de la cavité glénoïde atteint ce degré, la réduction paraît illusoire.

(1) Delbet, *loc. cit.*

CHAPITRE II

Anatomie topographique de la région scapulo-humérale.

Pour accomplir d'une manière rationnelle l'opération que nous étudions, l'arthrotomie de l'épaule, le chirurgien doit connaître, outre l'anatomie pathologique de la lésion, l'anatomie normale de la région. Ce n'est qu'avec ces données anatomiques précises que l'on peut espérer le succès. Il n'est pas inutile, en effet, de s'arrêter un peu sur l'aspect chirurgical de la région scapulo-humérale; les organes importants, les obstacles qu'il faut tourner étant bien connus, les manœuvres opératoires seront plus rationnellement conduites et mieux pondérées. Nous serons du reste très bref sur l'anatomie proprement dite de l'épaule; nous insisterons davantage sur certains détails d'anatomie qui nous paraissent indispensables pour déterminer judicieusement le choix de l'incision et faciliter les manœuvres opératoires.

La région scapulo-humérale, encore appelée moignon de l'épaule, est constituée en réalité par un petit nombre d'éléments qui sont, en procédant de l'extérieur vers l'intérieur :

1° La peau et la couche cellulaire sous-cutanée dans laquelle rampent en avant les filets terminaux des branches sus-acromiale et sus-claviculaire du plexus cervical superficiel, en arrière une branche, dite rameau cutané de l'épaule, provenant du nerf circonflexe;

2° Le muscle deltoïde, véritable manchon musculaire, et son enveloppe aponévrotique ;

3° Une couche celluleuse lâche, lamelleuse, sous-deltoïdienne, dans laquelle on trouve une ou plusieurs bourses séreuses ;

4° Le tendon de la longue portion du biceps en dehors, et, en dedans, sur le même plan, le tendon commun à la courte portion du biceps et au coraco-brachial et le tendon du petit pectoral ;

5° La capsule articulaire avec ses faisceaux de renforcement (gléno- et coraco-huméraux) ;

6° La tête humérale et la clavité glénoïde.

Tels sont les éléments qui constituent la région de l'épaule ; mais pour nous, dans le cas qui nous occupe, le moignon de l'épaule se réduit à l'articulation scapulo-humérale et aux parties molles qui l'entourent immédiatement, c'est-à-dire, tout compte chirurgical fait, au muscle deltoïde. Tout se borne donc à chercher la meilleure voie qui, sans trop léser ce muscle, nous donne un accès suffisamment large pour atteindre l'articulation de l'épaule.

Pourquoi ménager le deltoïde ? Parce que, au point de vue physiologique, c'est le muscle de l'épaule le plus important. Inséré en haut sur la moitié externe de la clavicule, le bord externe de l'acromion et le bord postérieur de l'épine de l'omoplate, le muscle deltoïde, embrassant à la manière d'un demi-cône l'articulation scapulo-humérale, s'attache en bas sur la lèvre supérieure de l'empreinte deltoïdienne de l'humérus. Il est utile de préciser les différents modes d'insertion supérieure du deltoïde ; nous verrons pourquoi plus tard. Les insertions claviculaires se font simplement par des fibres charnues ; les insertions acromiales se font par des fibres charnues entremêlées de fibres tendineuses fort courtes ; enfin sur l'épine de l'omoplate, l'insertion se fait à l'aide d'un véritable tendon fort large et très résistant.

Le deltoïde est le muscle essentiellement abducteur du bras ; non seulement il élève le bras, mais en outre, en raison de leur obliquité en sens contraire, les faisceaux antérieurs portent le bras en avant, les faisceaux postérieurs le portent en arrière.

Or, le muscle deltoïde est innervé par le nerf circonflexe, branche du plexus brachial. Il importe donc de connaître à fond le mode de distribution de ce nerf, de façon à ne pas s'exposer, par une incision mal déterminée, à en sectionner le tronc ou les branches et par suite à annihiler tout ou partie de la masse musculaire deltoïdienne.

Né du plexus brachial par un tronc commun avec le nerf radial, le circonflexe s'en détache pour contourner le bord inférieur du muscle sous-scapulaire et croiser à angle droit le bord supérieur du muscle grand rond. Il se place alors entre l'humérus et le tendon de la longue portion du triceps, contourne la face postérieure du col chirurgical, en compagnie de l'artère circonflexe postérieure, arrive au niveau du bord postérieur du deltoïde, s'engage dans ce muscle par sa face profonde et s'y épuise. Dans le muscle, il suit un trajet horizontal qui correspond environ à la partie moyenne de la hauteur du muscle et fournit des rameaux ascendants et descendants.

La section du tronc du circonflexe a pour résultats immédiats la perte du mouvement d'abduction et la perte de la sensibilité du moignon de l'épaule; pour résultats éloignés, l'atrophie du deltoïde et la rétraction possible du tissu cellulo-fibreux qui entoure l'articulation. La section de quelques rameaux du circonflexe produit évidemment beaucoup moins de désordres; mais néanmoins elle amène la perte de la motilité dans la portion du muscle qui est innervée par le filet coupé. Et si la régénération ne se produit, elle entraîne nécessairement les mêmes troubles trophiques dans un espace beaucoup plus limité.

Il est donc de la plus grande importance de ménager le plus possible le nerf circonflexe et pour ce faire, il faut ménager le deltoïde. Comment s'y prendre? C'est ce que nous allons voir dans notre chapitre de médecine opératoire.

CHAPITRE III

Du choix de l'incision. — Historique.

A présent que nous connaissons, d'une part, les causes d'irréductibilité des luxations de l'épaule, et, d'autre part, l'anatomie chirurgicale de la région scapulo-humérale, dans ce qu'elle nous intéresse, nous sommes à même de discuter, armes en main, le *modus faciendi.*

Nous posons en principe que le succès de l'arthrotomie, succès immédiat et succès consécutif, dépend en majeure partie du choix raisonné de l'incision.

Où fera-t-on l'incision, et quelle direction devra-t-elle avoir? Incisera-t-on en arrière, comme le voulait Nélaton, ou en avant, comme on le fait généralement aujourd'hui? Et dans ce dernier cas, fera-t-on une incision verticale, une incision oblique ou une incision horizontale? Autant de questions à résoudre.

Toutes ces incisions ont été utilisées. Certains chirurgiens les ont même combinées l'une l'autre, de manière à avoir le plus de jour possible. Somme toute, pour l'arthrotomie comme pour la résection de l'épaule, les procédés opératoires se sont beaucoup multipliés suivant les besoins et le génie particulier des chirurgiens.

Bent (de Newcastle) (1), en 1871, puis White (2) et Vigarous (3),

(1) Cité par FARABEUF. « Précis de Médecine opératoire », 1897, p. 793.

(2) Idem.

(3) Idem.

faisaient une incision longitudinale externe. Il est vrai de dire que ces opérateurs avaient en vue la résection de l'épaule, bien que, dans un cas, celui de White, la résection ait été faite d'emblée pour une luxation irréductible de l'épaule.

Depuis, cette incision longitudinale externe a été délaissée. On reconnut qu'elle ne convenait pas, car elle sectionnait le nerf circonflexe beaucoup trop près de son tronc d'origine et sacrifiait ainsi la plus grande partie du muscle deltoïde. D'ailleurs, qu'espérer d'une semblable incision pour la réduction d'une luxation de l'épaule? Section du nerf circonflexe mise à part, cette incision ne peut répondre qu'à une opération nettement déterminée : la résection de l'épaule dans laquelle on cherche à bien mettre en évidence seule l'extrémité de l'humérus. Il n'est pas possible d'employer cette incision pour l'opération qui nous occupe. Tous les obstacles à la réduction sont ailleurs; seule, la cavité glénoïde déshabitée et l'ancienne capsule sont à découvert; mais c'est tout.

Depuis que Baudens (1), dans le dessein d'atteindre plus facilement l'articulation, a préconisé l'incision deltoïdienne longitudinale interne, franchement antérieure, tous les chirurgiens, entre autres Larghi (2) (de Verceil), Lister (3), Langenbeck (4), Ollier (5), se sont éloignés de la région externe du moignon de l'épaule pour porter leur incision presque sous l'apophyse coracoïde, le plus près possible de l'interstice pectoro-deltoïdien. En agissant ainsi, ils épargnaient presque complètement le muscle deltoïde, mais risquaient de blesser la veine céphalique.

C'est pourquoi Malgaigne (6) restait un peu moins en dedans et commençait son incision sur le milieu de la ligne qui joint l'acromion à l'apophyse coracoïde. Une bande deltoï-

(1) Cité par Farabeuf, *loc. cit.*

(2) Idem.

(3) Communication à la Hunterian Society, 29 novembre 1889.

(4) Cité par Farabeuf, *loc. cit.*

(5) Idem.

(6) Dictionn. Dechambre, art. Épaule.

dienne, très étroite et par conséquent négligeable, se trouvait paralysée, mais la veine céphalique ne pouvait être sectionnée.

En 1886, au Congrès français de Chirurgie, Tripier (1) préconise, dans les cas récents de luxation de l'épaule avec fracture de l'humérus, une incision qui, du sommet de l'apophyse caracoïde, descend obliquement dans l'interstice du grand pectoral et du deltoïde. Mais, particularité très importante, Tripier, selon les besoins, ajoute au sommet de son incision oblique une incision horizontale. S'agit-il, par exemple, de se porter en bas et en dedans du côté des vaisseaux et des nerfs, il incise horizontalement en ┌, débride la lèvre interne de l'incision cutanée et détache le grand pectoral de ses insertions humérales. Se propose-t-il, au contraire, d'explorer la cavité glénoïde et les parties externes de l'articulation, il incise horizontalement en ┐, débride la lèvre externe de l'incision cutanée à sa partie supérieure et détache les fibres charnues du deltoïde, près de la clavicule d'abord, puis près de l'acromion, de façon à ménager autant que possible les rameaux ascendants du nerf circonflexe. Somme toute, l'incision complète de Tripier est une incision en T. Elle est parfaitement acceptable. Il faut noter d'ailleurs que cette incision a été préconisée dans un cas spécial, à savoir pour la réduction des luxations récentes de l'épaule, compliquées de fracture de l'humérus.

L'incision en T de Tripier a été, dans la suite, plus ou moins modifiée; quelques chirurgiens ont employé les incisions en ┌ ou en ┐.

En 1894, le Dr Reboul (2) (de Nîmes) réduit par l'arthrotomie une luxation sous-coracoïdienne de l'épaule droite datant de cinquante-cinq jours. Il pratique l'arthrotomie par une incision en ┐ (incisions d'Ollier et de Nélaton combinées) qui lui permet d'explorer tout l'intervalle compris entre la cavité

(1) Tripier. « De l'intervention opératoire dans les cas récents de luxation de l'épaule avec fracture de l'humérus »; communication au Congrès français de Chirurgie, 1886.

(2) J. Reboul. Communication au Congrès de Chirurgie, 1895.

glénoïde et l'apophyse caracoïde et par suite de supprimer les obstacles à la réduction. Succès opératoire complet.

La même année, le Dr Civel (1) (de Brest) obtient également plusieurs succès opératoires en abordant l'articulation à l'aide d'une incision en L renversé, dont la longue branche longe le bord interne du deltoïde et la courte branche la clavicule sur les attaches du faisceau antérieur du deltoïde.

Nous n'insistons pas davantage. La marche de cet historique succinct, qui confond ses origines avec celles de la résection de l'épaule, montre clairement où nous voulons en venir. C'est petit à petit et par gradation que l'on est passé des incisions verticales aux incisions mitigées, mi-verticales et mi-horizontales, pour en venir en dernière ligne aux incisions transversales, lesquelles, en mutilant moins, donnent autant de jour.

L'incision horizontale nous oblige à remonter à Ch. Nélaton. Ce chirurgien faisait une incision transversale commençant à égale distance de l'apophyse coracoïde et de l'angle antérieur de l'acromion, longeant à un travers de doigt le bord externe de l'acromion et se terminant à 8 centimètres de son point de départ. On le voit : Nélaton ne cherchait pas à découvrir la tête humérale par le chemin le plus direct. Il visait ce qui pour lui était l'obstacle principal à la réduction, c'est-à-dire la partie postérieure de la capsule, rétractée et plissée en bourse ; il l'incisait et, par l'ouverture qu'il venait de créer, cherchait à dégager la tête et à l'amener au contact de la glénoïde. « Par cette voie, dit Delbet (2), on arrive bien sur la glène, mais la partie antérieure de la tête, pour peu qu'elle soit avancée, est inaccessible, on ne peut libérer les adhérences antérieures qui sont souvent assez fortes pour s'opposer à la réduction. Et, si on ne peut réduire, comme il est impossible de faire franchir à la tête le promontoire glénoïdien pour l'amener dans l'incision postérieure et la réséquer, on se trouve absolument désarmé. »

(1) Civel. Communication au Congrès français de Chirurgie, 1895.
(2) Delbet, *loc. cit.*, p. 152.

Quelques années après, Neudörfer (1), plus tard le Dr Severeanu (2) (de Bucharest), le Prof. Duplay (3) (de Paris) et tout récemment le Prof. Demons (4) (de Bordeaux), ont remis en honneur l'incision transversale. Nous consacrerons le chapitre suivant à l'étude des divers procédés employés par ces chirurgiens ; nous intercalerons dans le texte un résumé des observations de Severeanu et de Duplay, et tout au long l'observation inédite que le Prof. Demons, notre maître, a bien voulu nous communiquer.

Après cette vue d'ensemble sur les diverses incisions qui ont été employées, nous devons poser et résoudre cette question : quelle doit être rationnellement la ligne d'incision en se basant sur nos connaissances anatomiques et anatomo-pathologiques?

I. — *L'incision doit être antérieure.*

Pourquoi? Parce que c'est précisément en avant que siègent les obstacles à la réduction, à savoir : cavité cotyloïde plus ou moins comblée ou déformée, ancienne capsule déshabitée et rétractée, trousseaux fibreux de nouvelle formation qui s'étendent entre l'ancienne et la nouvelle glène, muscles tendus atteints ou non de rétraction musculaire, apophyse coracoïde et son bouquet musculaire, enfin tête humérale et nouvelle capsule.

L'incision postérieure ne rend accessible que la cavité glénoïde. Elle a de plus de très graves inconvénients : la tête humérale se trouvant trop éloignée ne peut être attirée dans la plaie ; il est donc impossible de réséquer la tête, si la réduction échoue. Cette mésaventure arriva, en 1891, à P. Delbet qui, tout imbu des idées de Ch. Nélaton, entreprit l'opération par la voie postérieure. Il obtint un échec complet; après avoir longuement et inutilement peiné en arrière, il dut inciser en avant et finalement réséquer la tête.

(1) Cité par Farabeuf, *loc. cit.*

(2) Communication au Congrès franç. de Chirurgie, 1893.

(3) Communication au Congrès de Moscou, 1897.

(4) Communication au Congrès franç. de Chirurgie, 1897.

Il est inutile d'insister : la voie antérieure seule nous permet d'aborder à la fois et la glène et la tête; c'est donc à elle qu'il faut avoir recours.

II. — *L'incision verticale est insuffisante, inutile et nuisible.*

L'incision verticale est insuffisante parce qu'elle ne vise qu'un obstacle en particulier, celui sur lequel elle tombe, et non tous les obstacles à la réduction. Elle se trouve en quelque sorte à cheval sur les obstacles. Ou bien, elle est trop éloignée de la glène et permet seulement de libérer la tête de ses adhérences; ou bien, elle conduit directement sur la glène, mais rend la libération de la tête fort difficile, pour ne pas dire impossible.

Elle est inutile; on peut fort bien se passer de l'incision verticale. Le seul avantage qu'elle présente, celui de découvrir convenablement l'extrémité supérieure de l'humérus, avantage très appréciable dans le cas où il faut substituer séance tenante la résection à la réduction, ne lui est même pas spécial. Nous verrons plus tard que l'incision transversale permet aussi facilement cette substitution.

Enfin elle est nuisible, parce qu'elle sectionne fatalement les rameaux antérieurs du circonflexe et, par conséquent, supprime la contractilité d'une partie du deltoïde.

III. — *L'incision doit être transversalement étendue de l'acromion à l'apophyse coracoïde.*

L'anatomie pathologique nous apprend que, dans les luxations antéro-internes, les obstacles à la réduction sont situés sur le trajet d'une ligne qui joint l'acromion à l'apophyse coracoïde, au delà même de la coracoïde pour les luxations sous-claviculaires. Donc, une incision suivant la ligne indiquée nous permettra d'explorer à la fois et la cavité glénoïde et la tête humérale, et la série des obstacles qu'il faut écarter ou supprimer pour permettre à la tête de réintégrer son domicile.

Non seulement l'incision transversale répond d'une manière parfaite à l'anatomie pathologique, mais encore elle satisfait à l'anatomie normale de l'épaule. En côtoyant de très près le bord interne de l'acromion et le bord antérieur de la clavicule, elle permet de n'intéresser que la partie supérieure du deltoïde, en dehors les fibres tendineuses, en dedans les fibres charnues, et par suite, de ne pas énerver ce muscle.

Une seule objection, ou plutôt une simple recommandation : en prolongeant en dedans l'incision transversale au delà de la coracoïde, c'est-à-dire en franchissant le sillon delto-pectoral, on risque de blesser la veine céphalique qui parcourt cet interstice avant de se jeter dans la veine sous-clavière. Il faudra redoubler de précautions à ce niveau. On verra d'ailleurs que, dans les expériences cadavériques que nous avons entreprises, cet accident ne nous est jamais arrivé.

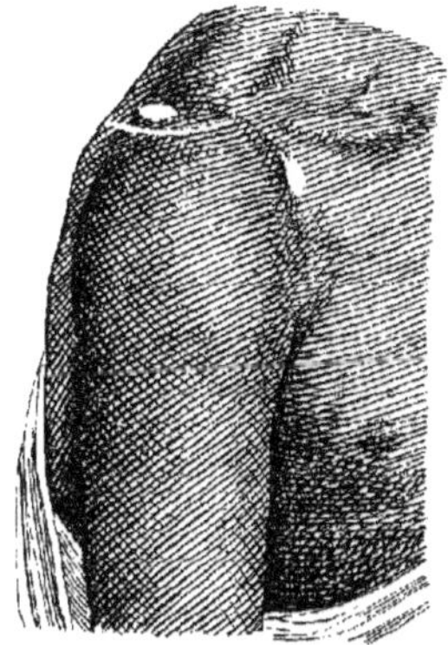

Fig. 1. — Incision supérieure transversale d'A. Nélaton.

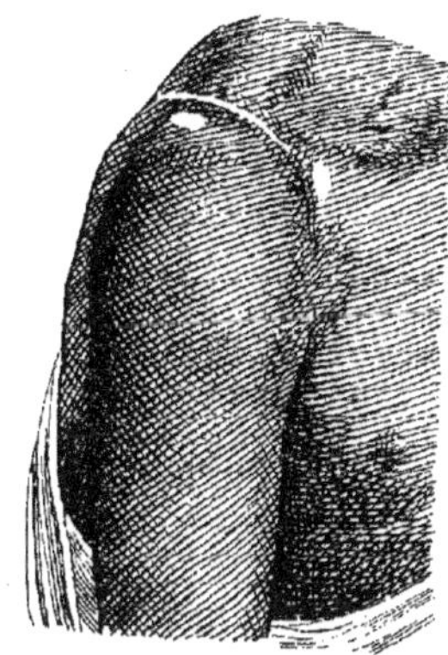

Fig. 2. — Incision sus-acromiale de Neudörfer.

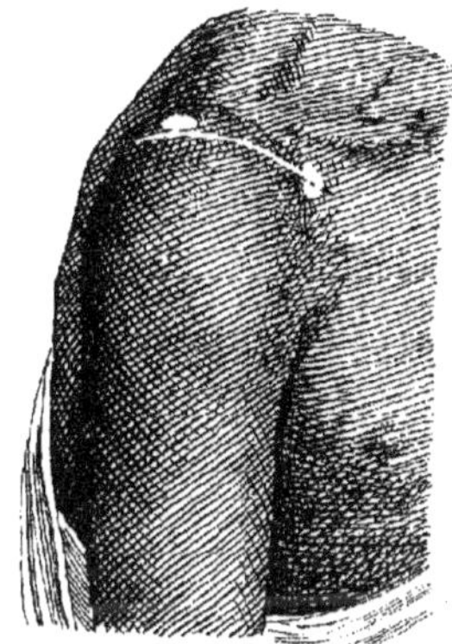

Fig. 5. — Incision acromio-coracoïdienne du professeur Demons, de Bordeaux.

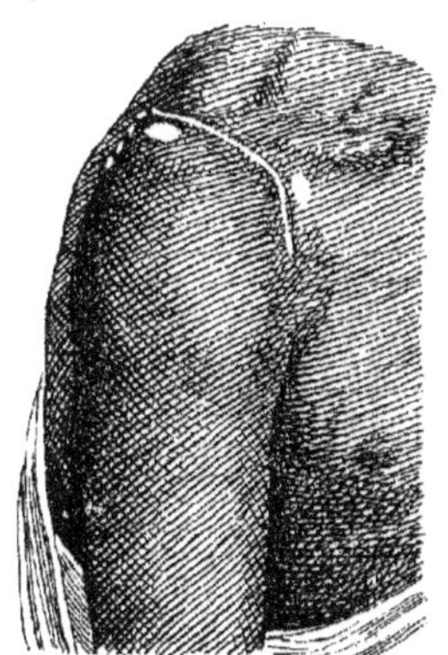

Fig. 3. — Incision de Severeanu, de Bucharest. Lambeau ostéo-musculaire à base postérieure et inférieure.

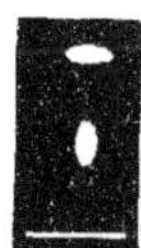

LÉGENDE :

Extrémité de l'acromion.
Bec de l'apophyse coracoïde.
Tracé de l'incision.

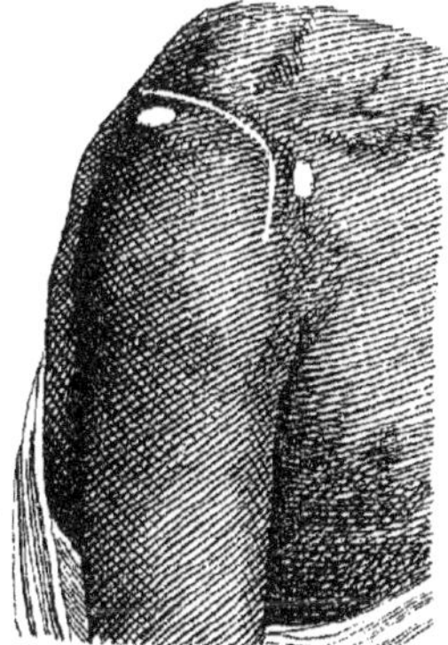

Fig. 4. — Incision du professeur Duplay, de Paris. Lambeau ostéo-musculaire à base postérieure et inférieure.

CHAPITRE IV

Des procédés à incision transversale. Observations.

De ce que nous avons dit dans le chapitre précédent, il s'ensuit que seule l'incision transversale permet à l'opérateur de pratiquer la réduction en faisant le moins de dégâts possible. Il nous reste maintenant à déterminer le trajet exact de cette incision, celui qui convient le mieux. Nous avons déjà vu, en jetant un coup d'œil sur la littérature chirurgicale de ces derniers temps, que plusieurs chirurgiens ont essayé d'atteindre l'articulation de l'épaule par la voie antérieure et l'incision transversale.

Nous laissons de côté, à dessein, le procédé de Ch. Nélaton (Voy. fig. I) qui aborde l'articulation par la voie postéro-externe et dont nous avons suffisamment parlé dans le chapitre précédent. Une planche hors texte, contenant cinq figures dont le cadre général et les deux premières sont empruntés au *Manuel de Médecine opératoire* de Farabeuf, permettra de suivre avec fruit l'étude critique des procédés à incision transversale.

Les procédés de Severeanu (de Bucharest) et de Duplay (de Paris), presque identiquement les mêmes, comme nous le verrons dans la suite, sont eux-mêmes une imitation du procédé de Neudörfer. L'incision de Neudörfer (Voy. fig. II), ressemblant à la couture supérieure d'une manche de paletot, est légèrement curviligne, franchement antérieure et « va en épaulette de l'épine de l'omoplate par dessus l'acromion jusqu'au bec coracoïdien ». Le procédé de Neudörfer était exclusivement appliqué à la résection de la tête humérale. Voici comment il procédait : il sciait l'acromion, le luxait temporairement, sectionnait les fibres deltoïdiennes antérieures de manière à avoir un lambeau curviligne ostéo-musculaire qu'il érignait aussi bas que possible. Il mettait ainsi à découvert l'extrémité supérieure de l'humérus qu'il réséquait ; aussitôt la résection terminée, il remettait toutes choses en place en suturant l'acromion. Comme on le voit, l'incision de Neudörfer sauvegardait les artères, le nerf circonflexe et donnait beaucoup de jour ; mais, nous le répétons, ce procédé était uniquement destiné à la résection de l'épaule : c'est pourquoi nous passons.

A Severeanu revient le mérite d'avoir appliqué ce procédé, légèrement modifié, à la réduction des luxations anciennes de l'épaule.

En effet, en 1893, au Congrès français de chirurgie, le professeur C. D. Severeanu (de Bucharest) soumettait à cette docte assemblée un nouveau procédé opératoire pour réduire les luxations anciennes de l'humérus. Laissant de côté tous les procédés connus, employés jusqu'ici pour la réduction de la tête humérale, qui ne permettent pas d'atteindre à la fois et la glène et la tête et d'observer tout ce qui se passe dans l'articulation et dans les parties périphériques, il fait une incision transversale sur l'acromion (Voy. fig. III) longue de 8 à 10 centimètres, et une ou deux verticales, si cela est nécessaire, le long du deltoïde. Il obtient ainsi un lambeau ostéo-musculaire qui, rabattu sur le bras, met à découvert tous les obstacles à la réduction.

Voici, d'ailleurs, quels sont les différents temps de ce procédé :

I. — Incision transversale sur l'épaule, longue selon la nécessité, intéressant les parties jusqu'à l'os ;

II. — Section à la scie du bord de l'acromion ;

III. — Une ou deux incisions, selon les besoins, le long du muscle deltoïde;

IV. — Rabattement du lambeau;

V. — Ouverture de la capsule articulaire, destruction des adhérences, replacement des os et enfin suture de l'acromion et des téguments.

Ainsi faisant, il ouvre une voie plus large, qui facilite les manœuvres opératoires, laisse après elle une cicatrice peu apparente et qui peut donner une solidité plus grande à l'articulation.

Voici l'intéressante observation du Prof. Severeanu qui détaille d'une manière très claire le manuel opératoire :

OBSERVATION I

Luxation sous-coracoïdienne de l'épaule datant de trois mois et demi. — Tentatives de réduction infructueuses. — Arthrotomie et reposition de la tête. — Guérison.

Communiqué au Congrès français de chirurgie de 1893, par le Prof. C. D. SEVEREANU (de Bucharest).

Le 7 décembre 1892, est entré dans notre service le nommé Anghel J..., âgé de trente-neuf ans, pour une luxation datant de cent trois jours. Il s'était fait cette luxation en voulant descendre de son cheval. Comme les moyens doux de réduction sous le chloroforme et même les tentatives faites avec des moufles sont restés nuls, malgré la traction énorme de 269 kilogrammes, voulant détruire les adhérences et remettre les surfaces articulaires en rapport, nous essayâmes d'abord sur le cadavre ce procédé qui fut mis en pratique sur le vivant pour la première fois le 23 décembre 1892. Par ce procédé, nous nous proposions de créer une voie aussi large que possible pour ne pas être gêné, ménageant à la fois les insertions du deltoïde et la veine céphalique. Une première incision antéro-postérieure, longue de 10 centimètres, porte sur le sommet de l'épaule à 2 centimètres du bord de l'acromion et sur sa surface supérieure, débordant l'apophyse en avant et en arrière; puis nous avons sectionné l'os avec une scie.

A l'extrémité antérieure de cette incision, nous en avons fait une seconde, parallèle à l'axe du bras, côtoyant la veine céphalique, longue de 8 centimètres, d'où résulta un lambeau triangulaire à base postérieure et inférieure. Le bord supérieur du lambeau comprenait dans son épaisseur la portion de l'apophyse détachée, de sorte que les fibres acromiales du deltoïde ont été déjetées, mais non coupées.

Le reste du muscle, décollé facilement des parties profondes, fut rejeté en bas. De cette manière la voie créée était large et la veine céphalique indemne, l'articulation devenue largement accessible en avant et en arrière. La capsule ouverte dans toute son étendue était libre, et la tête humérale était maintenue dans une position vicieuse par de fortes et nombreuses adhérences.

Pour détruire les brides fibreuses nouvellement formées, nous avons eu recours à la rugine, le doigt étant insuffisant. Malgré ceci, de nouvelles tractions sur le membre, poussées jusqu'à 140 kilogrammes, restèrent sans succès. Ne voulant pas avoir recours à la résection de la tête humérale, comme il nous était arrivé de la faire ainsi qu'à MM. Ollier, Schild, W. Adams, Vrüster, etc., nous imaginâmes de nous servir de la rugine comme d'un levier. Pour cela nous introduisîmes la rugine par en haut, derrière la tête de l'humérus, et fîmes des mouvements de dislocation pendant que l'assistant poussait en haut la tête humérale à travers l'aisselle.

Grâce à la combinaison de ces mouvements, la tête humérale put, non sans difficulté, être mise en rapport avec la cavité glénoïde.

La réduction terminée, on pratiqua, après désinfection préalable, la suture osseuse avec trois fils d'argent, puis on sutura au catgut la capsule, les fibres musculaires et la peau. La plaie guérit par première intention, sauf au niveau du passage des trois fils d'argent, où elle bourgeonna en donnant quelques gouttes de pus, jusqu'à leur enlèvement. Vingt-deux jours après l'opération, nous pratiquâmes des mouvements forcés à l'articulation, et le malade fit peu à peu tout seul de légers mouvements d'élévation, d'adduction et d'abduction.

L'hémostase a été faite avec un tube en caoutchouc passé en sautoir sous l'aisselle et le sommet de l'épaule, et les deux bouts maintenus tendus par un aide, qui était placé de l'autre côté du malade.

Quatre années plus tard, le Prof. Duplay réédita, pour ainsi dire, le procédé de C. D. Severeanu. Le procédé du Dr Duplay vient de faire l'objet d'une communication au Congrès de chirurgie, tenu à Moscou, au mois d'août dernier, et le sujet d'une thèse de Paris (juillet 1897) : « Sur un nouveau cas d'arthrotomie et de résection de l'épaule » (Dr Alivisatos). Voici en quoi il consiste :

Le Prof. Duplay (Voy. fig. IV) « pratique d'abord l'incision antérieure classique pour la résection de l'épaule, incision qui, partant du bord externe de la coracoïde, ou mieux du milieu de l'espace situé entre la coracoïde et l'acromion, descend obliquement en bas et un peu en arrière, en suivant la direction des fibres du deltoïde sur une étendue de 8 à 10 centimètres.

» De l'extrémité supérieure de cette incision, il en fait partir une seconde qui contourne et suit exactement le bord antérieur et externe de l'acromion jusqu'à sa limite postérieure.

» Disséquant alors la lèvre supérieure de cette seconde incision, on met à découvert toute la face supérieure de l'acromion, jusqu'au niveau de l'articulation acromio-claviculaire.

» Avec une scie ordinaire, après avoir incisé le périoste, on sectionne l'acromion obliquement, d'arrière en avant et de dehors en dedans, en ayant soin que le trait de scie passe immédiatement en avant de l'articulation acromio-claviculaire, qu'il importe autant que possible de ne pas ouvrir.

» L'acromion scié dans toute son épaisseur, on achève de mobiliser le fragment ainsi détaché et auquel s'insèrent les fibres du deltoïde, en sectionnant quelques brides fibreuses qui le retiennent à sa face profonde.

» La première incision ayant d'autre part sectionné toute l'épaisseur des parties molles, on a ainsi constitué un grand lambeau triangulaire, dont le sommet mobile répond à l'angle de réunion des deux incisions.

» Ce lambeau triangulaire est formé par toute l'épaisseur du deltoïde et par le fragment détaché de l'acromion, au pourtour duquel s'insèrent les fibres musculaires. En renversant en dehors et en bas ce lambeau qui ne tient à sa face profonde que par un tissu cellulaire lâche et que l'on détache rapidement avec quelques coups de bistouri, on met largement à découvert toute l'articulation scapulo-humérale.

» On se comporte ensuite comme il convient, selon le but que l'on se propose. La capsule articulaire étant ouverte, on aborde aussi aisément la tête humérale que la clavité glénoïde.

» L'opération terminée, on relève le lambeau et on suture l'acromion à l'aide de deux ou trois fils d'argent, après avoir préalablement suturé les parties profondes molles. Ceci fait, on ferme la plaie par quelques points de suture au fil d'argent. »

Il est facile de se rendre compte par ce qui précède et par la lecture des trois observations qui suivent de la ressemblance frappante des procédés d'arthrotomie Severeanu et Duplay.

OBSERVATION II

Luxation sous-coracoïdienne ancienne de l'épaule droite datant de quatre mois. Réduction impossible. — Exposition de l'articulation par le procédé de M. le Prof. Duplay. — Curettage de la cavité glénoïde. — Reposition.

In ALIVISATOS (Thèse Paris 1897).

B... (Magdeleine), cinquante-huit ans, cuisinière, entre à l'Hôtel-Dieu, salle Notre-Dame, lit n° 10, service de M. le Prof. Duplay, le 5 mai 1894, pour une luxation ancienne de l'épaule droite.

Pas d'antécédents héréditaires ou personnels dignes d'être notés. Cette femme, bien portante quoique un peu maigre, porte une dilatation anévrysmatique du tronc brachio-céphalique artériel, affection qui ne détermine aucune gêne et que la malade ne soupçonne pas.

L'interrogatoire nous apprend qu'elle a fait, le 13 avril 1894, une chute sur le coude droit en abduction. Douleurs de l'épaule, impotence du membre, nullement améliorée par un traitement insuffisant, puisque la luxation semble avoir été méconnue, et n'a pas été l'objet de manœuvres de réduction; telles sont les causes qui amènent la malade à l'hôpital.

A l'entrée, on constate tous les signes de la luxation sous-coracoïdienne. Tous les mouvements de l'articulation sont limités.

L'abduction et la rotation sont impossibles; l'abduction atteint à peine un angle de 45° et encore c'est l'omoplate qui oscille; il y a une atrophie considérable du deltoïde, beaucoup moins prononcée des muscles du bras et de l'avant-bras.

La faiblesse musculaire est très accentuée, la sensibilité est un peu affaiblie dans tout le territoire du plexus brachial. Comme troubles trophiques, on observe à la main de la sécheresse de l'épiderme et un aspect luisant de la peau.

Il y a certainement compression des nerfs du plexus brachial, ainsi que le prouvent les constatations précédentes. L'état général est bon, malgré la présence de l'anévrysme du tronc brachio-céphalique déjà signalé et quelques altérations du cœur où on note à la pointe une prolongation du premier bruit et un dédoublement du second.

En présence du diagnostic nettement posé de luxation sous-coracoïdienne, datant de quatre mois, on procède le 22 mai 1894, sous le chloroforme, à une tentative de réduction avec les moufles et avec une traction qui ne dépasse pas 60 kilogrammes.

Échec complet. Il n'y eut pas de réaction consécutivement aux manœuvres de force faites pour réduire la luxation.

Malgré tout, M. le Prof. Duplay juge prudent d'attendre un peu avant l'intervention sanglante qui reste la seule ressource pour améliorer la situation de la malade.

L'opération est pratiquée sous le chloroforme le 22 juin ;

1° *Incision antérieure classique pour la résection de l'épaule;*

2° *Incision qui suit exactement les bords antérieur et externe de l'acromion jusqu'à sa limite postérieure;*

3° *Section de l'acromion en dehors de l'articulation acromio-claviculaire;*

4° *Réclinaison en bas et en dehors de l'acromion sectionné et du deltoïde;*

5° *Ouverture large de la capsule.*

Cette incision expose l'articulation et permet de constater que la cavité glénoïde est presque absolument comblée par la partie postérieure de la capsule, se présentant sous forme de bride fibreuse résistante et ossifiée partiellement.

Ces tissus sont réséqués et la cavité glénoïde, dont le cartilage est rugueux, jaunâtre, peu adhérent, est, par curettage, rendue libre.

La tête humérale, légèrement diminuée de volume et dont le cartilage avait subi des altérations analogues à celles du cartilage de la cavité glénoïde, était appliquée fortement sous la coracoïde par un magma fibreux résultant de la transformation de la partie antérieure de la capsule. Ce magma est détruit à petits coups de bistouri et la tête libérée.

Cette tête peut alors, sans grand effort de traction, être assez facilement remise en contact avec la surface osseuse de la cavité glénoïde.

Quelques points de suture au catgut, faits sur les débris de la capsule, assurent la position de la tête humérale dans sa nouvelle situation; puis suture au fil d'argent de l'acromion temporairement réséqué et suture au catgut de l'incision du muscle deltoïde; suture de la peau et des parties molles sous-cutanées au fil d'argent.

Pas de drainage. Application d'un appareil composé d'ouate et de bandes de tarlatane appliquant le coude au tronc dans une position un peu antérieure, permettant l'application de la main sur la région sus-claviculaire du côté opposé.

Les suites opératoires furent des plus simples.

Les fils superficiels furent enlevés au huitième jour.

Au bout de trois semaines, on commence à imprimer de légers mouvements à l'articulation et des massages réguliers sont institués à partir de cette époque.

Malgré tout, les mouvements spontanés ne revinrent que lentement et la malade quitta l'hôpital le 27 octobre, c'est-à-dire quatre mois après l'opération. Elle était très améliorée et son état était, à peu de chose près, celui qu'elle présente aujourd'hui.

Voici ce que nous constatons en examinant la malade nous-même le 10 juin 1897. Les mouvements de rotation s'exécutent facilement, l'abduction et l'élévation sont à peu près normales; nous disons à peu près parce que si la malade avait continué son traitement, c'est-à-dire : massage, électricité, gymnastique, etc., à sa sortie, elle aurait pu reconquérir la totalité de ses mouvements.

OBSERVATION III (résumée).

Luxation sous-coracoïdienne ancienne de l'épaule gauche datant de trois mois. — Réduction impossible: exposition de l'articulation par le procédé du Prof. Duplay. — Nettoyage de la cavité glénoïde. — Résection de la tête humérale.

In ALIVISATOS, loc. cit.

Marie M..., quarante-cinq ans, journalière aux Halles, entre à l'Hôtel-Dieu, le 25 novembre 1894, pour une luxation ancienne de l'épaule.

L'inspection démontre tous les signes d'une luxation sous-coracoïdienne.

Limitation presque absolue des mouvements de rotation de l'humérus sur la cavité glénoïde; le coude légèrement écarté du tronc ne peut en être rapproché et l'abduction se fait à 60° environ sans participation de l'omoplate.

Quelques jours après l'entrée de la malade à l'hôpital, tentative de réduction sous le chloroforme avec moufles et traction de 60 kilogrammes. Résultat nul.

L'opération fut pratiquée au mois de janvier 1895. Mêmes lésions que dans l'observation précédente; même manuel opératoire, sauf que la tête est réséquée.

Il est regrettable que les causes de l'irréductibilité ne soient pas indiquées dans cette observation. La luxation étant sous-coracoïdienne, la tête humérale était-elle arc-boutée sous l'apophyse coracoïde, ou bien les muscles étaient-ils trop tendus pour permettre la réduction ?

OBSERVATION IV (résumée).

Luxation sous-coracoïdienne ancienne de l'épaule gauche. — Réduction impossible; exposition de l'articulation par le procédé de M. le Prof. Duplay. — Nettoyage de la cavité glénoïde. — Résection de la tête humérale.

In ALIVISATOS, loc. cit.

C... (Louis), trente ans, cultivateur, entre à l'Hôtel-Dieu, le 7 janvier 1897, pour une luxation ancienne de l'épaule gauche.

L'inspection démontre tous les signes d'une luxation sous-coracoïdienne.

Le mouvement de rotation de l'humérus sur la cavité glénoïde est limité, le coude est légèrement écarté du tronc et ne peut en être rapproché; l'abduction se fait à 65° environ sans participation de l'omoplate. Les mouvements de flexion et d'extension sont très peu étendus.

Tentative de réduction sous chloroforme avec des moufles et avec une traction qui ne dépasse pas 60 kilogrammes. Résultat nul. Quelques jours après, le 19 janvier 1897, M. le Prof. Duplay pratique l'arthrotomie par son procédé. Mêmes lésions que dans l'observation précédente. Même manuel opératoire, sauf que la tête est reséquée.

Nous ferons la même remarque que pour l'observation précédente. Pourquoi a-t-on été obligé de pratiquer la résection?

Quoi qu'il en soit, nous voyons que les deux procédés à lambeau ostéo-musculaire se ressemblent en tous points. Ils ne diffèrent que par des nuances qui n'ont aucune importance. Ceci étant dit, nous devons avouer que le procédé est bon : il est en tout conforme aux données anatomo-pathologiques et anatomiques. Il met parfaitement à découvert la cavité glénoïde et la tête humérale. La ligne d'incision se trouve coïncider à peu près avec la ligne des obstacles à la réduction. Le nerf circonflexe est respecté.

Mais pourquoi réséquer l'extrémité de l'acromion? L'acromion n'est pas une cause d'irréductibilité. Il est vrai que la section de cette apophyse diminue la profondeur du champ opératoire et permet de s'approcher plus près de la cavité glénoïde. Mais nous ne croyons pas cette raison suffisante pour préférer ces deux procédés à la simple incision deltoïdienne du Prof. Demons.

L'incision du Prof. Demons (Voy. fig. V) part du bord postérieur de l'acromion, passe à un travers de doigt au dessous de la clavicule et s'incline légèrement de haut en bas et de dehors en dedans pour aboutir à la pointe de l'apophyse coracoïde.

Le manuel opératoire est décrit tout au long dans l'observation suivante que M. le Prof. Demons a bien voulu nous donner.

OBSERVATION V (inédite).

Luxation intra-coracoïdienne de l'épaule datant de deux mois. — Tentatives de réduction infructueuses. — Arthrotomie et reposition de la tête. — Guérison.

Due à la bienveillance de M. le Prof. DEMONS

Catherine B..., cinquante-neuf ans, de Garlin (Basses-Pyrénées), ménagère, entre le 3 mai 1897 à l'hôpital Saint-André où elle est placée dans le service de M. le Prof. Demons, pour une luxation ancienne de l'épaule droite.

Pas d'antécédents héréditaires ou personnels à signaler.

Le mercredi des Cendres 3 mars 1897, en descendant un trottoir, la malade trébucha et tomba sur la main droite, le membre supérieur étant en extension et en abduction. Elle ressentit aussitôt une vive douleur au niveau du bras et de l'épaule, et il lui fut impossible de rapprocher son bras du tronc. Le lendemain, croyant avoir affaire à une fracture de l'humérus et à une fracture de la partie inférieure de l'avant-bras, le médecin qui fut consulté appliqua deux appareils silicatés. Cinq jours après, un œdème considérable se développa entre les deux appareils et une ecchymose apparut au niveau du pli du coude. Les deux appareils furent alors enlevés et la malade resta sans traitement pendant près de deux mois. C'est alors que, désespérée de ne pouvoir se servir du bras droit, elle se rendit à l'hôpital Saint-André de Bordeaux, pour se faire soigner.

État actuel. — La saillie deltoïdienne supprimée est remplacée par un méplat. Le bras est porté dans l'abduction; le coude est éloigné de 10 centimètres du tronc. La paroi antérieure de l'aisselle semble avoir augmenté de surface.

Au dessous de l'acromion dont on sent le relief, on trouve vide la cavité glénoïde. En dedans de l'apophyse coracoïde, on perçoit la tête humérale qui, dans les mouvements de rotation de l'humérus, roule sous le doigt. Enfin, la diaphyse humérale est nettement rapprochée de l'aisselle.

Le deltoïde droit est atrophié; le bras droit est atrophié.

Les mouvements d'élévation du bras sont possibles, mais très limités; la malade ne peut porter la main sur la tête. Les mouvements d'abduction se font assez facilement; les autres mouvements sont très difficiles. L'adduction est limitée à 10 centimètres de la paroi du thorax. La projection en arrière est impossible.

Pas de frottement osseux de la tête sur les côtes. Douleurs vives et fourmillements dans l'avant-bras et la main, œdème du dos de la main.

Le 5 mars, tentives de réduction par le procédé de Kocher, puis par les moufles. Ces tentatives sont faites sous le chloroforme et demeurent infructueuses.

Le 7 mars, la malade est opérée par M. le Prof. Demons.

Incision transversale partant du bord postérieur de l'acromion, passant à un travers de doigt au dessous de la clavicule et légèrement inclinée de haut en bas et de dehors en dedans, pour aboutir à la pointe de l'apophyse coracoïde. Le muscle deltoïde est incisé; puis, la lèvre inférieure de la plaie étant abaissée, la cavité glénoïde apparait très nettement : elle est encombrée par les débris de la capsule. On l'en débarrasse, puis on incise les liens fibreux qui s'étendent de la glène vers l'apophyse coracoïde. On arrive enfin sur la tête humérale recouverte d'un magma fibreux qui est incisé. Les muscles coraco-biceps et petit pectoral, fortement tendus, gênent beaucoup les manœuvres. Enfin, on arrive assez péniblement à dégager la tête et à la ramener dans la glène. On fait trois ligatures sur des petits vaisseaux. Suture du muscle avec le catgut, puis de la peau avec le crin de Florence; un petit drain à la partie postérieure de la plaie. — Bandage de corps et écharpe.

Suites opératoires bonnes : pas de fièvre, ni de gonflement. Au bout de huit jours, on commence la mobilisation.

La malade sort de l'hôpital, vingt jours après l'opération. La plaie est cicatrisée. Les mouvements spontanés et provoqués ont repris une certaine amplitude. On lui recommande le massage et les mouvements provoqués.

Au bout de dix jours, elle revient avec un petit abcès au niveau de la partie moyenne de la cicatrice. L'incision de cette petite tuméfaction donne issue à de la sérosité citrine et à des bourgeons charnus. (L'examen histologique a été pratiqué, avec sa bienveillance habituelle, par M. le professeur agrégé Sabrazès.)

La malade a négligé beaucoup les soins; aussi, les mouvements de l'articulation sont-ils peu étendus. Néanmoins, malgré une légère raideur, on peut faire exécuter à l'épaule tous les mouvements.

La malade a encore été revue au mois d'août. Les mouvements beaucoup plus étendus se font aussi avec plus de facilité.

Il faut l'avouer, le procédé du professeur Demons est beaucoup plus simple et beaucoup plus rapide que les précédents. Il a donné un excellent résultat. Dans ce procédé, pas de mutilation osseuse, pas de perte de temps; une simple incision transversale du deltoïde, presque au niveau de ses insertions, empêchant par suite toute paralysie. La tension extrême des muscles coraco-biceps et petit pectoral a seule rendu difficile et pénible la réduction. Nous verrons dans le chapitre suivant qu'il est facile de détourner cet obstacle.

CHAPITRE V

Expériences cadavériques.
Résection temporaire de l'apophyse coracoïde.

Nous avons voulu expérimenter nous-même le procédé à lambeau ostéo-musculaire que Severeanu et Duplay ont tour à tour employé. En outre, frappé de l'obstacle presque invincible causé par l'extrémité libre de l'apophyse coracoïde pour la réduction des luxations intra-coracoïdiennes, sous-claviculaires et même sous-coracoïdiennes, nous avons essayé de pratiquer *in animâ vili* la résection temporaire de cette apophyse. Nous soumettons dans ce chapitre les résultats de nos expériences. C'est avec M. le Prof. Demons que nous les avons entreprises.

Expérience I

Procédé Severeanu-Duplay.
Lambeau ostéo-musculaire à base postérieure et inférieure.

Nous essayons plusieurs fois sans résultat de déterminer expérimentalement une luxation de l'épaule.

Après avoir déterminé sur la peau et marqué au crayon d'aniline les points de repère suivants : extrémité de l'acromion, articulation acromio-claviculaire et bec de l'apophyse coracoïde, nous faisons l'incision recommandée par M. le Prof. Duplay, à savoir :

1° Une incision verticale de 6 centimètres environ de longueur, partant de l'espace acromio-coracoïdien et descendant parallèlement aux fibres du deltoïde;

2° Du sommet de cette première incision, une incision horizontale, empiétant un peu sur la face supérieure de l'acromion que la scie doit diviser.

Nous sectionnons à la scie l'extrémité de l'acromion, en prenant garde, comme le recommande Duplay, de ne pas ouvrir l'articulation acromio-claviculaire. Nous obtenons ainsi un vaste lambeau triangulaire ostéo-musculaire, que nous rabattons sans peine le long du bras.

L'articulation est ainsi mise à découvert. La tête humérale qui n'est pas luxée et l'extrémité supérieure de l'humérus sont parfaitement visibles.

On relève et on suture le lambeau, muscle et os, avec facilité.

Le procédé Severeanu-Duplay est élégant et facile à exécuter. Mais, si la tête humérale était en position intra-coracoïdienne, il serait absolument impossible de la dégager. L'incision n'aboutissant pas au bec de l'apophyse caracoïde, comment pourrait-on réduire une luxation intra-coracoïdienne, surtout si les muscles coraco-biceps et petit pectoral étaient fortement tendus?

Mais si le procédé ne convient pas pour la réduction des luxations de l'épaule, il est parfaitement indiqué pour la résection. L'incision verticale surajoutée à l'incision horizontale découvre un long morceau d'humérus et facilite beaucoup la résection.

Expérience II

Procédé Demons. — Incision transversale unique.

Après avoir déterminé sur la peau et marqué au crayon d'aniline les points de repère suivants : extrémité libre de l'acromion, bec de l'apophyse coracoïde et interstice delto-pectoral, nous incisons transversalement à la manière du Prof. Demons : incision transversale partant du bord postérieur de l'acromion, passant à un travers de doigt au dessous de la clavicule et légèrement inclinée de haut en bas et de dehors en dedans pour aboutir à la pointe de l'apophyse coracoïde.

Le muscle deltoïde est incisé ; puis, la lèvre inférieure de la plaie étant abaissée, tout le champ opératoire ou plutôt tout l'espace dans lequel il faudrait opérer pour pratiquer la réduction, apparaît nettement : cavité glénoïde et tête humérale, puisqu'ici il n'y a pas de luxation, espace acromio-coracoïdien, bec de la coracoïde, et si l'on veut, en mettant un écarteur dans l'angle interne de la plaie ou en débridant celle-ci légèrement, l'espace intra-coracoïdien.

On relève la lèvre inférieure de l'incision et on suture avec facilité.

Le procédé Demons est évidemment plus simple et plus rapide que le précédent. Pas de section osseuse ; une incision transversale en plein muscle, et c'est tout.

De plus, l'incision simplement transversale donne beaucoup de jour ; qu'est-il besoin pour réduire une luxation de l'épaule de mettre à découvert toute l'extrémité supérieure de l'humérus ?

La veine céphalique n'a jamais été atteinte dans nos expériences ; lorsqu'on a franchi la coracoïde, il suffit de prêter attention et de regarder le sillon delto-pectoral que l'on a marqué au préalable, pour éviter cet accident.

Enfin nous nous sommes rendu compte que, une luxation étant reconnue absolument irréductible, ce procédé nous permettait même de pratiquer la résection de la tête, sans débridement d'aucune sorte.

Expériences III et IV

Résection temporaire de l'apophyse coracoïde.

Détermination des mêmes points de repère que dans les deux expériences précédentes. Nous incisons transversalement à la manière du Prof. Demons. Nous rabattons la lèvre inférieure de l'incision et nous supposons la tête humérale en position intra-coracoïdienne, comme cela était dans notre observation. On se rappelle que le

Prof. Demons, à cause de la coracoïde et des muscles coraco-biceps et petit pectoral fortement tendus, avait éprouvé une grande résistance et n'avait pu réduire qu'avec beaucoup de peine.

C'est pourquoi nous nous demandons s'il n'est pas possible ou bien de détacher les muscles de la coracoïde ou bien de réséquer l'apophyse coracoïde.

Rien n'est plus facile que de sectionner le tendon du petit pectoral et le tendon commun à la courte portion du biceps et au coraco-brachial. Nous le faisons; mais sur le vivant, serait-il possible, vu la rétraction musculaire, de remettre les choses en état ?

Au contraire, la résection temporaire de l'apophyse coracoïde est aussi facile, et la suture osseuse semble présenter beaucoup moins de difficultés.

Après avoir mis à nu l'apophyse coracoïde, nous introduisons sous son bord inférieur une des branches d'une cisaille ordinaire (le sécateur que l'on emploie comme costotome dans les salles d'amphithéâtre) ; et d'un seul coup, sans le moindre effort, la section de l'apophyse est accomplie. Par le fait, les muscles sont relâchés, l'apophyse elle-même ne compte plus comme cause d'irréductibilité.

La suture osseuse est facilement pratiquée.

Telle est la résection temporaire de l'apophyse coracoïde : c'est une opération très simple, qui n'a jamais été pratiquée et employée pour faciliter la réduction des luxations antéro-internes de l'épaule.

Bien que cette opération n'ait jamais été faite sur le vivant, nous pensons qu'après la réduction, la suture osseuse de la coracoïde ne présente pas trop de difficultés. Car l'apophyse coracoïde, une fois sectionnée, bascule autour de son bord inférieur, retenue qu'elle est par une aponévrose assez résistante qui est une dépendance de l'aponévrose clavi-pectorale. Il n'y a donc pas à rapprocher les fragments : ils sont encore juxtaposés. Il suffira de forer un trou de chaque côté, d'y passer un fil d'argent et de serrer : la coaptation se fera.

CHAPITRE VI

Indications. — Manuel opératoire. — Traitement post-opératoire. — Résultats.

Nous n'avons en vue dans ce travail que l'arthrotomie employée uniquement pour la réduction des luxations de l'épaule. Il nous reste à spécifier l'emploi de cette opération, à en montrer les indications, le manuel opératoire, le traitement post-opératoire et les résultats.

I. — De deux choses l'une : ou bien le chirurgien se trouve en présence d'une luxation récente, ou bien il a affaire à une ancienne luxation.

Et tout d'abord, il est un premier groupe de luxations récentes de l'épaule qui commande l'*intervention* sanglante immédiate; nous l'avons déjà dit : ce sont celles qui se compliquent de compression permanente du paquet vasculo-nerveux de l'aisselle et qui s'accusent par un œdème considérable du bras et des douleurs rapidement intolérables. Nous n'insistons pas sur l'opportunité de l'opération; en pareil cas, l'intervention s'impose.

Ne s'impose-t-elle pas aussi, l'intervention, dans les luxations récentes de l'épaule qui ont résisté aux manœuvres non sanglantes de réduction? Pour être logique, nous sommes forcé de répondre par l'affirmative. Mais nous n'en restons pas moins convaincu qu'on ne saurait trop insister sur la nécessité d'épuiser loyalement tous les moyens de réduction classiques, avant de décréter que l'irréductibilité d'une luxation exige l'emploi du bistouri. Il faudra donc essayer de réduire par les méthodes de douceur : propulsion, traction, mouvement de bascule ou de levier ou procédé de Moth, procédé de Kocher, etc.; puis par les méthodes de force : appareil de Sédillot, appareil de Gerdy et autres. On ne devra pas se priver du bénéfice de l'anesthésie et abandonner la partie après un premier échec. Enfin si après une ou deux séances, le chirurgien ne réussit pas à réduire, il faut qu'il opère de suite, il le doit même, car les chances de succès sont considérablement augmentées.

L'embarras devient plus grand lorsque se pose la question de l'intervention au sujet d'une luxation ancienne. L'âge d'une luxation ne fournit aucune indication précise, ce n'est pas tant l'ancienneté de la luxation que son irréductibilité qu'il faut considérer.

Chaque cas de luxation ancienne doit être jugé, pesé et considéré en lui-même. Il n'y a pas de règles générales à poser, pas de limites à établir, pas de délais à imposer. L'âge, l'état général du malade, l'état fonctionnel de l'articulation en cause, guident surtout l'intervention. Les rayons Rœntgen seront ici d'un utile secours et montreront ou bien l'intégrité des surfaces articulaires, ou au contraire les déformations de la tête humérale et de la cavité glénoïde.

Par les tractions exercées à l'aide des moufles, on utilise une force aveugle dont les méfaits sont nombreux, tandis que la section à ciel ouvert des brides fibreuses qu'on a sous l'œil et sous le doigt constitue au premier chef une opération chirurgicale réglée et certaine. Nous estimons que la thérapeutique des luxations de l'épaule doit entrer dans une voie nouvelle et que, après les tractions ordinaires sous le chloroforme deux ou trois fois répétées, il convient de pratiquer l'arthrotomie.

II. — Voici comment il faut procéder :

Détermination des points de repère suivants : bord externe de l'acromion, bec de l'apophyse coracoïde et sillon delto-pectoral, ce dernier à cause de la blessure possible de la veine céphalique.

Nous marquons le milieu du bord externe de l'acromion, et de ce point nous traçons une incision transversale qui d'abord située à 4 millimètres de l'acromion, s'éloigne un peu en obliquant de haut en bas et de dehors en dedans, de manière à être distante d'un travers de doigt du bord antérieur de la clavicule. Cette incision s'arrête sur l'apophyse coracoïde elle-même à un centimètre en amont de son extrémité.

Section du deltoïde dans les mêmes conditions.

Écarteurs sur la lèvre inférieure de la plaie et au niveau de l'angle interne, si la luxation est sous-coracoïdienne, intra-coracoïdienne ou sous-claviculaire.

Tous les obstacles à la réduction sont alors visibles. On les dénude, on les supprime un à un, après s'être rendu compte de l'état des parties.

Dégagement de la cavité glénoïde obstruée par l'ancienne capsule déshabitée et plissée en bourse.

Section des tissus fibreux situés entre la nouvelle et l'ancienne glène.

Dégagement de la tête humérale.

S'il y a lieu, résection de l'apophyse coracoïde, telle que nous l'avons indiquée, — résection sans danger et facile à exécuter.

Reposition de la tête dans la cavité glénoïde. Ce temps de l'opération nécessite l'emploi de leviers en acier qui peuvent produire l'écrasement des rebords de la cavité glénoïde et, par conséquent, la mortification des tissus. Dans l'exécution de son procédé, Severeanu recommande, outre les instruments habituels, une cuiller solide qui s'adapte à l'hémisphère de la tête humérale et avec laquelle on peut saisir cette extrémité pour la rapprocher de la capsule. La réintégration de la tête doit être facilitée par l'emploi de cet instrument.

L'irréductibilité est-elle absolue? Il faut se résoudre à refermer la plaie opératoire ou à pratiquer la résection de l'extrémité supérieure de l'humérus. L'incision transversale du Prof. Demons permet aussi de pratiquer la résection : point n'est besoin de l'adjonction d'une incision verticale.

Suture de la coracoïde au fil d'argent.

Suture de la capsule ou des débris qui restent au catgut.

Nettoyage du champ opératoire.

Suture du deltoïde au catgut.

Un petit drain pendant quarante-huit heures dans la partie postérieure de la plaie.

Suture de la peau au crin de Florence.

Pansement.

III. — Il ne faut pas oublier que le résultat fonctionnel dépend surtout des soins consécutifs.

D'une manière générale, après la réduction des luxations de l'épaule, le bras doit être immobilisé, fixé contre le thorax, et l'avant-bras replié à angle aigu, la main appliquée à plat et dirigée vers l'épaule saine.

Cette immobilisation doit-elle être de longue durée? Seule l'expérience indiquera le moment opportun, psychologique. Quelques jours après la réduction sanglante, en refaisant le pansement, on imprimera des mouvements limités, de courte durée, avec lenteur et prudence, dans une direction opposée à celle du déplacement. Si l'on tarde trop à imprimer des mouvements passifs, l'articulation ne recouvre jamais l'intégrité de ses fonctions.

On fera matin et soir un massage régulier de l'articulation, pendant cinq à dix minutes. Le massage a le grand avantage de réveiller la vitalité et la contraction des muscles, d'assouplir les tissus et de hâter le retour des mouvements de l'articulation.

Nous venons d'indiquer les grandes lignes du traitement post-opératoire; nous en restons là : quant aux détails, on les trouvera admirablement décrits dans le *Traité des résections* de M. Ollier.

IV. — L'arthrotomie est une opération facile qui ne présente pas de dangers. Sur 28 réductions par arthrotomie, citées par Delbet (1), 3 se sont terminées par la mort. Depuis, les réductions par arthrotomie se sont multipliées : Souchon (de New-Orleans) (2) base son étude sur 140 cas; il n'a eu aucune mort; aujourd'hui un chirurgien bien installé, bien aidé, bien outillé, ne doit pas avoir de mortalité pour l'arthrotomie de l'épaule.

C'est une raison de plus pour pratiquer l'opération, dès l'irréductibilité reconnue. On essaie de réduire par les procédés ordinaires. Échoue-t-on : il faut ouvrir l'articulation; les résultats fonctionnels seront meilleurs.

Il ne suffit pas, en effet, de réduire la luxation; il faut encore assurer au membre une récupération fonctionnelle satisfaisante. Peut-on l'obtenir par l'arthrotomie? Oui, si l'on opère de bonne heure, si la sclérose n'a pas envahi l'articulation, si les surfaces articulaires ne sont pas déformées.

Le docteur Civel (de Brest) (3), pour une luxation intra-coracoïdienne de l'épaule droite, pratique l'arthrotomie chez un homme de soixante-cinq ans, douze jours après l'accident, — après avoir essayé, sans succès, sous chloroforme, toutes les manœuvres habituelles. — Quinze jours après l'opération, tous les mouvements communiqués de l'épaule étaient possibles. Plusieurs mois après l'opération, le malade, malgré son âge, exécutait bien tous les mouvements.

Les résultats sont moins satisfaisants pour les luxations anciennes; sur 25 arthrotomies pour luxations anciennes, Delbet cite 12 résultats satisfaisants dont 6 bons ou très bons et 6 assez bons (limitation de l'abduction et de la rotation), 3 résultats inconnus, 6 très médiocres et 4 résections secondaires nécessitées par la nécrose totale ou partielle de la tête.

Dans les observations que nous publions, les résultats sont assez encourageants. Néanmoins, les mouvements beaucoup

(1) In *Archives gén. de Médecine*, 1893, p. 153.

(2) Communication au XVIIIe Congrès de Washington, 1897.

(3) In *Bull. et Mém. de la Soc. de Chirurgie*, Paris 1895 (Rapport par M. Picqué), p. 163.

moins étendus qu'auparavant se font avec raideur. Quoi d'extraordinaire? Il ne faut pas demander trop de souplesse à une articulation ainsi traumatisée; il ne faut pas non plus mettre sur le compte de la négligence du malade la raideur qui survient après l'opération. Nous voulons bien croire aux bienfaits du massage, des mouvements provoqués de l'articulation, de l'électricité; mais il ne faut pas en exagérer la valeur.

CONCLUSIONS

I. — L'arthrotomie est une opération vraiment idéale et qui donne des résultats excellents dans les luxations récentes de l'épaule, irréductibles par les procédés non sanglants. Employée comme traitement des luxations anciennes, l'arthrotomie ne donne pas d'aussi bons résultats.

II. — Les causes d'irréductibilité des luxations de l'épaule se trouvant situées sur une ligne qui de la cavité glénoïde s'étend à l'apophyse coracoïde et même au delà, les incisions transversales sont les seules qui conviennent.

III. — Les incisions antérieures, outre qu'elles lèsent le nerf circonflexe, ne remplissent pas les conditions demandées.

IV. — Parmi les procédés à incision transversale, le procédé de M. le professeur Demons (incision unique acromio-coracoïdienne) est le plus simple. Il répond à toutes les indications et permet, en outre, sans modification aucune, de pratiquer la résection, si la réduction échoue.

V. — La réduction des luxations sous-coracoïdiennes, intra-coracoïdiennes et sous-claviculaires est singulièrement facilitée par la résection temporaire de l'apophyse coracoïde.

Vu : *Le Doyen,*

A. PITRES.

Vu bon à imprimer :

Bordeaux, le 16 octobre 1897.

Le Président de Thèse,

Dr A. DEMONS.

Vu et permis d'imprimer :

Bordeaux, le 18 octobre 1897.

Le Recteur,

A. COUAT.

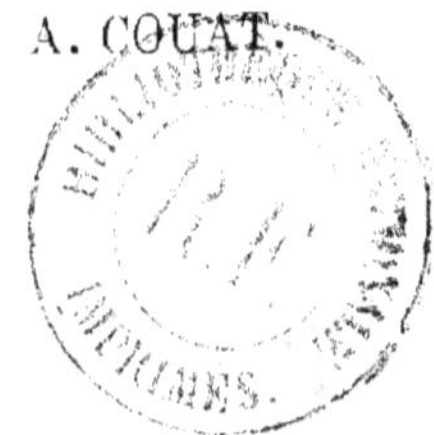

INDEX BIBLIOGRAPHIQUE

ALIVISATOS. — Sur un nouveau procédé d'arthrotomie et de résection de l'épaule. (Thèse Paris, 1897.)

BROCA et HARTMANN. — *Bull. de la Soc. d'Anat.*, 1890.

CEPPI. — Thèse Paris, 1878; — *Revue de Chir.*, 1882.

DELBET (P.). — Des luxations anciennes et irréductibles de l'épaule. (In *Arch. gén. de Méd.*, 1893.)

DEMONS (A.). — Procédé d'arthrotomie pour la cure des luxations antéro-internes de l'épaule. (Congrès français de Chirurgie, 1897.)

DUPLAY. — Sur un nouveau procédé d'arthrotomie et de résection de l'épaule. (Congrès de Moscou, 1897.)

FARABEUF. — *Bull. de la Soc. de Chir.*, 1885, p. 391; — Précis de Médecine opératoire, 1897.

HENNEQUIN. — Luxations récentes de l'épaule. (*Revue de Chir.*, 1890.)

HEYDENREICH. — Article ÉPAULE. Dictionnaire DECHAMBRE, p. 726.

LAFAURIE. — Étude sur les luxations anciennes. (Thèse Paris, 1869.)

LANGENBECK. — In KROENLEIN. (*Arch. f. klin. Chir.*, 1877.)

MAC CORNAC (sir William). — Sur le traitement des luxations anciennes de l'épaule. (Congrès français de Chirurgie, 1893.)

MARCHAND. — Thèse d'agrégation, 1875.

NÉLATON (Ch.). — Des causes de l'irréductibilité des luxations anciennes de l'épaule. (In *Arch. gén. de Méd.*, 1888.)

PANAS. — Article ÉPAULE. *Dict. de Méd. et Chir. prat.*, t. XIII, p. 491.

PELLIER. — Thèse Paris, 1878.

SEVEREANU (C. D.). — Nouveau procédé opératoire pour réduire les luxations anciennes de l'humérus. (In Congrès français de Chirurgie, 1893.)

SOUCHON. — The operative treatment of irreductible dislocations of the shoulder. (18e Congrès de Washington, mai 1897.)

TERRILLON. — Du rôle musculaire dans les luxations traumatiques. (Thèse d'agrégation, 1875.)

TESTUT. — Traité d'anatomie humaine, 1897.

TILLAUX. — Traité d'anatomie topographique, 1896.

TUFFIER. — *Bull. de la Soc. d'Anat.*, 1886.

VOLKMANN. — In POPKE. « Zur Casuistik und Therapie der inveterirten und habituellen Schulter-luxationen. » (Inaug. Dissert. Halle, 1862.)

WARREN. — *Philadelp. med. and surgic. Report.*, 25 sept. 1869.

BORDEAUX

IMPRIMERIE NOUVELLE DEMACHY, PECH ET Cie

16 — Rue Cabirol — 16

www.ingramcontent.com/pod-product-compliance
Lightning Source LLC
LaVergne TN
LVHW020024170826
845678LV00001B/103

* 9 7 8 2 3 2 9 7 6 9 2 5 7 *